ESSAI

SUR

LES EAUX-BONNES.

CET OUVRAGE EST EN VENTE :

A Agen, chez Achille Chairou et Cie, rue Garonne, no 3

A Auch, chez Brun, place Royale.

A Bagnères, chez Dossun.

A Bayonne, chez Lespés.

A Bordeaux, chez Lawalle, allées de Tourny.

A Montauban, chez Rhétoré.

A Montpellier, chez Castel, Grand'rue.

A Paris, chez J.-B. Baillère, rue de l'École de-Médecine.

A Pau, chez Bassy.

A Tarbes, chez Collongues.

A Toulouse, chez Delboy, rue de la Pomme.

ESSAI

SUR

LES EAUX-BONNES.

DES INDICATIONS

ET DES

CONTRE-INDICATIONS DE LEUR EMPLOI,

PAR

M. A.-F. ANDRIEU,

PROFESSEUR-AGRÉGÉ A LA FACULTÉ DE MÉDECINE DE MONTPELLIER,
MÉDECIN AUX EAUX-BONNES.

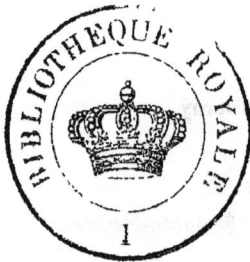

« De même que dans la République romaine on
« regardait comme les citoyens les plus utiles et
« les mieux constitués ceux qui, étant Consuls,
« favorisaient le peuple, ou qui étant Tribuns,
« penchaient vers le parti du Sénat; de même
« aussi dans ce genre dont nous parlons, nous
« aimons fort ces médecins qui, tout en faisant
« preuve d'une grande érudition attachent beau-
« coup de prix à la pratique, ou qui, étant re-
« nommés pour la pratique, ne dédaignent pas
« les méthodes et les principes généraux de l'art »

(BACON, *dignité et accroissement des Sciences,*
liv. IV, chap. II.)

A AGEN,

DE L'IMPRIMERIE DE PROSPER NOUBEL.

JUIN 1847.

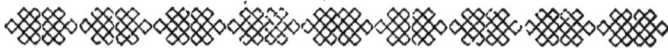

PRÉLIMINAIRE.

Beaucoup de livres et de brochures ont été publiés sur les eaux minérales. Presque tous ces écrits abondent en descriptions topographiques qui n'apprennent rien au médecin et qui ne servent guère au malade. Ici ce sont des pics , là des cascades, plus loin des grottes , partout des merveilles. Dans ces lieux de délices, le ciel est toujours pur, la température toujours égale , un air vital et vivifiant s'infiltre dans tous les pores , etc. , etc Toutes ces fictions du genre descriptif pourraient être fort belles ; elles sont souvent fort maussades. N'est pas peintre qui veut ; et d'ailleurs , dans une œuvre scientifique , à quoi peuvent servir de pareilles fantasmagories ? En toute chose , la convenance est une suprême loi dont on ne s'écarte pas sans tomber dans le ridicule. Ceci indique suffisamment que je me crois dispensé de décrire ce que tous les yeux peuvent voir. Il existe d'ailleurs , en ce genre , telles productions auxquelles on ajouterait difficilement un *iota*.

L'histoire des révolutions du globe, l'énumération des idées systématiques émises par les géologues
présents et passés, des dissertations interminables et
stériles sur les causes de la thermalité : tel est encore
le préliminaire obligé du plus grand nombre des ouvrages publiés sur les eaux minérales. *Ab uno disce
omnes.*

Je révère autant que qui que ce soit les travaux
admirables des hommes qui, depuis trois mille ans,
ont scruté les secrets de la nature, et je désire vivement qu'on élève au rang de vérité démontrée l'une
des hypothèses imaginées par eux pour expliquer
la thermalité des sources minérales ; mais le procès
est encore pendant. Ce qui me console, c'est que la
thérapeutique ne perd rien à notre ignorance ; le
mot de l'énigme ne serait donc pour l'humanité
qu'une satisfaction d'amour-propre. Telle source a
trente degrés de chaleur, telle autre n'en a que
vingt ; voilà les faits : nul raisonnement ne saurait
les empêcher d'être ce qu'ils sont ; il faut les accepter
sans trop disputer le pourquoi, et en tirer, au bénéfice des malades, le meilleur parti possible.

Je saisis cette occasion pour affirmer qu'un médecin, quel qu'il soit, ne peut être encyclopédiste ;
il ne saurait ambitionner à la fois les qualifications
de géologue, de physicien, de chimiste, de littéra-
teur, de botaniste ; il lui vaut mieux être quelque
peu logicien et philosophe. Quoi qu'en pensent et
qu'en disent certains hommes, très respectables d'ail-

leurs , il n'est pas de science qui , moins que la médecine , puisse se passer de philosophie. Elle a son
esprit , comme les lois , comme les autres sciences
humaines ont le leur. Un des caractères de cet esprit
médical , lorsqu'il est bien dirigé , consiste à n'appro-
fondir spécialement que les connaissances qui peuvent éclairer le médecin sur les lois de la vie observées chez l'homme en santé et en maladie. Tout ce
qui ne conduit pas directement à ce but est inutile ,
superflu , nuisible même. Je ne voudrais pas , pour
mon usage , d'un médecin réputé grand chimiste ,
grand physicien, grand géologue, etc., etc. Je crain-
drais fort que la valeur du thérapeutiste ne fût en
raison inverse de celle du savant adonné à l'étude de
sciences étrangères ou purement accessoires à la
médecine. Chaque science doit tendre à son but
comme à son unique fin ; or, le but de la médecine ,
c'est de guérir. La notion de l'homme sain, la notion
de l'homme malade , le rapport de l'agent thérapeutique avec la curation de la maladie , voilà le pro-
blème dans ses parties et dans son ensemble. Pour
arriver à sa solution , le médecin doit sans cesse
être éclairé du flambeau de l'observation et de l'analyse.

Ceci m'amène à signaler, au sujet des Eaux minérales , deux analyses qui ne se ressemblent guère ,
et dont l'une a beaucoup plus d'importance que l'autre ; je veux parler de l'analyse clinique et de l'analyse chimique. L'analyse clinique a pris naissance

avec la médecine ; l'analyse chimique est en quelque
sorte contemporaine. Puisque l'une a précédé l'autre
dans la théorie et dans l'action, il est évident que la
première peut, à la rigueur, se passer de la seconde.
Ce qui précède ne peut pas, dans l'ordre génésique,
procéder de ce qui suit.

Soit A un médicament composé, dont la résultante dynamique et thérapeutique doit avoir une
valeur déterminée. Je suppose que la composition
de ce mixte polypharmaque me soit inconnue, et
que je ne puisse en faire l'analyse chimique. Pour
connaître à son sujet ce qu'il m'est indispensable de
savoir, j'expérimente son action sur l'homme sain
et sur l'homme malade, j'arrive à constater que dans
tel cas il guérit, que dans tel autre il aggrave le mal,
que dans tel autre encore il est inutile. L'analyse
clinique de ce médicament est faite, je sais pourquoi, quand et comment il faut le mettre en usage.
L'analyse chimique, venant plus tard, donnera satisfaction à mes exigences scientifiques, mais ne
changera rien aux notions essentiellement pratiques
que j'aurai acquises antérieurement d'une manière
empirique. (1)

---

(1) Antoine de Bordeu pensait qu'il ne lui était pas utile d'être
chimiste comme médecin ; il ne faisait pas non plus grand cas des
analyses des Eaux pour ce qui regarde leurs usages médicinaux. Il
avait adopté les idées de Stahl au sujet de la subordination de la chimie, dans ses rapports avec la science des maladies.

Beaucoup d'individus croient que pour connaître l'action des Eaux minérales , il faut avoir isolé et dissocié leurs éléments constitutifs, au moyen de procédés chimiques ; de même qu'il en est d'autres qui pensent que ce n'est qu'après avoir longtemps tourmenté le cadavre , qu'on peut saisir les secrets de la vie. A ce prix , Bordeu eût possédé des notions absolument insuffisantes touchant les effets thérapeutiques des Eaux sulfureuses des Pyrénées ; à ce prix encore , Hippocrate et Galien eussent été de bien tristes biologistes. Je crois, cependant, qu'Antoine et Théophile Bordeu établissaient avec quelque sagacité dans quelles circonstances il fallait administrer les Eaux sulfureuses, et dans quelles circonstances il ne fallait pas en faire usage. Je crois aussi qu'Hippocrate et Galien connaissaient les grandes lois de la nature humaine , celles dont la notion est la plus indispensable au médecin , pour apprécier l'état de santé et de maladie , celles qui dominent tous les faits de détail de la physiologie des organes et de la pathologie spéciale.

Je n'ai pas la prétention de m'élever contre l'application heureuse des découvertes chimiques ; je reconnais que la chimie moderne n'est pas la chimie ancienne , qu'elle apporte dans ses procédés analytiques une précision et une rigueur qui accusent tous les jours de nouveaux progrès ; mais, sous peine de brouiller toutes les notions , il faut que chaque science reste en sa place et se meuve dans la sphère de son activité légitime. De ce qu'on analyse aujourd'hui les Eaux minérales avec plus de succès qu'autrefois, il ne faudrait pas prétendre que cette analyse nous donne la raison suffisante de leur action sur l'économie humaine.

Cette action était connue, appréciée dans ses résultats, systématisée dans son appropriation à des cas pathologiques déterminés, avant que l'analyse chimique intervînt sérieusement dans la question. Une Eau minérale est un tout indivis ; l'effet définitif qu'elle produit est sans doute la résultante d'actions multiples aboutissant à une commune fin ; ou pour mieux dire, une Eau minérale, renfermant un certain nombre d'ingrédients chimiques, est un médicament complexe, qui agit comme une unité.

La chimie moderne a rendu de grands services à la médecine considérée en tant que art. A ce point de vue, la pharmacie lui doit les acquisitions les plus précieuses. Il n'est permis de rien ignorer touchant les progrès qu'elle a fait faire au diagnostic des maladies ; encore moins est-il permis de méconnaître la rigueur scientifique qui a été apportée par elle dans le traitement palliatif de l'affection calculeuse, du diabetes sucré, etc., etc. Les progrès de la chimie, envisagés dans leurs rapports avec toutes les branches de la médecine, méritent de fixer profondément notre attention ; et les applications légitimes de cette science à la science de l'homme doivent entraîner toutes nos sympathies. Toutefois, au milieu

des prétentions trop envahissantes de la chimie moderne, je ne puis oublier que Stalh, Hahnemann,
Anglada, Berzélius, Muller, etc., etc., ont considéré qu'elle serait toujours impuissante à expliquer
le plus grand nombre des phénomènes observés chez
l'homme sain et malade, parce que ces phénomènes
sont soumis à des lois qui ne relèvent pas de la même
cause génératrice que celles de l'ordre physique.

En effet, affirmer que la vie consiste dans une
série non interrompue d'actions et de réactions chimiques, c'est avancer une hypothèse gratuite dont
il est impossible d'administrer la moindre preuve.

Je n'écris pas cet opuscule dans le but de faire
l'histoire des maladies thoraciques. Je suppose leur
notion complète dans les individus qui le liront. Après
les travaux d'Avenbrugger, de Laennec, de Louis,
d'Andral, de Trousseau, de Fournet, de Gendrin,
de Piorry, et de tant d'autres, on ne peut guère
ajouter au diagnostic anatomique des maladies de
cet ordre. Quant à leur diagnostic envisagé à un
autre point de vue, son origine se perd dans l'an-
tiquité ; et progressivement il s'est perfectionné jusqu'à nos jours. De la fusion de ces deux ordres de
connaissances résulte la perfection relative. J'accepte donc la pathologie des maladies thoraciques
telle qu'elle est, et n'ai d'autre ambition que de
tracer les indications et les contre-indications de l'administration des Eaux-Bonnes.

Si la notion des cas où elles conviennent, et de

ceux où elles ne conviennent pas, existe dans l'esprit d'hommes expérimentés, ces hommes n'ont jamais eu la volonté ou le temps de transmettre cette notion aux médecins auxquels il importe de la posséder. Depuis Bordeu, la lacune est complète ; et, après ce médecin célèbre, comment renouer la chaîne de l'observation et du temps? Le désir que j'ai d'être utile peut seul m'absoudre à l'endroit de la témérité de mon entreprise. Je dois dire, toutefois, qu'appuyé sur des études générales antérieures, je n'énonce, au sujet des propriétés médicales des Eaux-Bonnes, que des propositions qui découlent pour moi d'une observation minutieuse, persévérante et suffisamment étendue.

L'expérience ne résulte pas, jusqu'à un certain point, du nombre des faits qui se déroulent sous les yeux, mais de l'attention avec laquelle on les scrute, de l'activité avec laquelle on les pénètre. Frédéric Hoffmann a dit que la médecine résidait tout entière dans les observations. Pris dans un sens absolu, cet axiome serait de toute fausseté. Les observations ne sont rien si elles ne conduisent à une théorie large, lumineuse, compréhensive de tous les faits de la science. Morgagni a posé en principe qu'il ne fallait pas compter les observations, mais les peser. Cet axiome n'est vrai que dans de certaines limites et qu'à certaines conditions. Quoique je ne sois pas un promoteur ardent et absolu de la statistique transformée en calcul de probabilités, je m'empresse cependant de reconnaître que la reproduction multipliée du même fait, dans des conditions identiques ou très analogues, constitue la seule base sur laquelle il soit possible d'établir l'existence d'une loi expérimentale, dans une science d'observation à laquelle ce fait appartient.

Les faits, quoique divers, ont 1° des caractères communs à tous; 2° des caractères communs à plusieurs. Sans cette condition, il n'y aurait point de propositions générales, point de principes, point d'axiomes, point de lois. Lorsqu'un certain nombre de faits analogues a été recueilli, analysé, comparé, il arrive un moment où les analyses ultérieures sont à peu près inutiles, en ce sens qu'elles ne livrent plus au même homme aucune circonstance saillante dans le domaine de ses investigations. Aux yeux de l'induction logique, mille faits du même ordre en valent dix mille, en valent un million. La puissance du raisonnement, appliquée aux résultats suffisamment nombreux de l'observation, tel est le seul levier capable de soulever les difficultés. On parle partout dans le monde, et même dans le monde médical, de la nécessité d'accumuler un nombre immense de malades dans un seul point, afin d'initier les adeptes aux leçons de l'expérience. Or, j'affirme que je serais réduit à plaindre un professeur de clinique interne, qui, dans un service de cinquante malades, ne trouverait pas tous les jours les ressources nécessaires pour faire une leçon substantielle et fructueuse. Je crois donc, en raison des opinions que je viens d'exposer, opinions qui ne sont pas de circonstance, et qui, pour moi, constituent des vérités acquises depuis un grand nombre d'années, je crois, dis-je, qu'il m'est permis de publier le résultat de mes observations touchant l'action des Eaux-Bonnes, et touchant la distinction des cas où elles conviennent et des cas où elles ne conviennent pas.

Quel est le médecin qui passe deux ou plusieurs années à étudier exclusivement l'action d'un médicament? S'il fallait consacrer à l'étude de chaque agent pharmaco-dynamique une aussi longue période de temps, quel est l'homme qui pourrait produire un traité de thérapeutique spéciale? Allons plus loin, quel est l'homme qui pourrait exercer l'art de guérir?

L'action de l'homme dans le temps est limitée; c'est pourquoi il ne saurait consumer sa vie dans la contemplation bientôt stérile du même objet sans manquer à sa destination progressive. L'histoire médicale des Eaux-Bonnes est un fait qui représente un point dans le vaste champ de la thérapeutique. Ces Eaux, en tant qu'agent modificateur, sont analogues à tous les autres agents héroïques qui sont du domaine de la matière médicale. Leur histoire n'a ni plus ni moins d'importance, n'offre ni plus ni moins de difficultés que celle de l'iode, du fer ou de tout autre médicament doué de propriétés énergiques.

Voilà la question élucidée à l'encontre de l'opinion

dé ceux qui pourraient avoir intérêt à l'obscurcir.
D'ailleurs, je pose en principe que l'homme qui a
étudié les faits, qui s'est en quelque sorte imprégné
de leur substance et de leur esprit, doit sans trop
tarder révéler l'impression qu'il a reçue de leur contact; s'il la retient longtemps, elle perd en s'affaiblis-
sant une grande partie de son énergie primitive.

Toute la thérapeutique gît dans la science des
indications; chacun en convient, mais chacun ne
puise pas aux mêmes sources les motifs de son action dans l'exercice de l'art. Ceci dépend de ce qu'il
n'existe pas de principe unitaire duquel relèvent les
convictions individuelles. Pour mettre en dehors de
la question toutes les discussions irritantes de doctrine, je crois que le meilleur moyen consiste à
exposer l'action pure d'un médicament, à observer
cette action chez l'homme en santé et en maladie, à
spécifier les cas pathologiques où cet agent mis en
rapport avec l'individualité morbide a agi d'une manière déterminée, enfin à juger par les résultats de
la convenance ou de la disconvenance de l'action de
ce médicament dans des circonstances données.

Cette marche n'a pas toujours été suivie par les
hommes, même spéciaux, qui ont écrit sur les Eaux
minérales. L'action de celles-ci a souvent été jugée
par le résultat obtenu. On les a dites expectorantes,
diurétiques, sédatives, désobstruantes, incisives,
calmantes, etc., toutes qualifications plus ou moins
subordonnées à des théories préconçues, ou déduites

d'effets variables dans leur manifestation et le plus souvent observés d'une manière superficielle. Personne n'ignore, en effet, que selon les dispositions diverses dans lesquelles se trouvent les individus, le même médicament peut produire des résultats diamétralement opposés, et que, résolutif chez l'un, il pourrait mériter le titre de congestif ou d'hémorrhagique chez tel autre. Il faut donc avoir, autant que faire se peut, une théorie de l'action médicamenteuse des Eaux minérales, déduite de l'expérimentation ou plutôt de l'expérience acquise dans ce but bien déterminé. Cette théorie un peu rigoureuse manque dans le plus grand nombre des notices anciennes ou récentes que nous possédons sur les Sources minérales.

Un vide qui ne se fait pas moins sentir, et qui est encore plus regrettable dans les productions de ce genre, consiste dans l'absence de ce diagnostic sans lequel un fait médical ne peut plus être présenté aujourd'hui. Quelques observations sont produites pour prouver l'action curatrice des Eaux minérales; mais elles laissent souvent le médecin qui les lit dans la plus fâcheuse indécision. Le caractère le plus saillant de la médecine moderne consiste dans la détermination exacte, en tant qu'elle est possible, des altérations matérielles réalisées dans les organes. Vainement voudrait-on se soustraire aujourd'hui à l'influence de pareilles notions, elles ont acquis le droit de se produire à la suite d'idées d'un ordre supèrieur et plus élevé, mais auxquelles elles servent de complément indispensable. Le diagnostic purement anatomique c'est le corps sans la force qui l'anime; le diagnostic purement dynamique, c'est la force sans le corps qui lui sert de *substratum*.

L'absence de toute détermination précise, au point de vue du diagnostic, est, il faut le redire encore, un des vices les plus frappants que l'on remarque dans les ouvrages publiés sur les Sources minérales. De là, le discrédit de ces agents thérapeutiques, aux yeux d'un grand nombre d'hommes, qui ambitionnent le titre de *médecins positifs*, et qui refusent d'ajouter foi à l'influence réelle de ces agents thérapeutiques.

Je crois toutefois, et je professe cette croyance avec la bonne-foi la plus entière, que la notion véritablement scientifique de l'action curatrice de ces médicaments préparés par les mains de la nature, constituerait une des armes les plus puissantes de l'art dans le traitement des maladies chroniques. Qu'un certain nombre de médecins spéciaux commencent à faire de la médecine pour la science considérée dans ses rapports avec les intérèts sacrés de l'humanité, et le but que j'indique ne tardera pas à être atteint.

J'ai parlé de la nécessité d'établir un diagnostic réel, et de poser des indications rigoureuses déduites de l'expérience. Cette entreprise est difficile à bien conduire : la distinction nominale des maladies constitue une notion abstraite absolument insuffisante.

Un médicament envoyé à l'adresse d'une maladie est une aberration thérapeutique. Il faut en même temps traiter la maladie et le sujet affecté. Combien d'indications qui ressortent des considérations extemporanées, puisées dans l'individu souffrant ! Aussi, pour arriver à l'établissement des indications et des contre-indications, est-il nécessaire de faire marcher parallèlement l'étude du malade et celle de la maladie.

Telle est la manière dont je comprends le fait expérimental et complexe de l'étude des Eaux minérales. En supposant que ma conception soit juste, je ne me dissimule, au point de vue de sa réalisation, ni l'insuffisance de mes forces, ni les difficultés à vaincre.

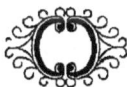

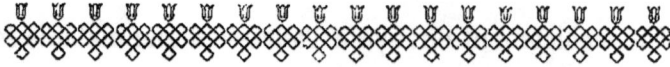

ESSAI

SUR

LES EAUX-BONNES.

DES INDICATIONS

ET

DES CONTRE-INDICATIONS DE LEUR EMPLOI.

Situation, Thermalité, Composition chimique des Eaux-Bonnes — Les Eaux-Bonnes sont situées dans la vallée d'Ossau, auprès du village d'Aas, à une lieue de Laruns, à sept lieues de Pau et à 790 mètres au-dessus du niveau de la mer. Ces eaux, qui furent d'abord célèbres pour le traitement des maladies externes, durent une grande partie de leur première renommée aux guérisons qu'elles opérèrent sur des soldats béarnais blessés à la bataille de Pavie

Leur destination est bien changée aujourd'hui, car

ce n'est que par exception qu'elles sont employées dans la cure de maladies autres que les maladies thoraciques.

L'établissement actuel des Eaux-Bonnes renferme trois sources, que l'on désigne sous les noms de source *Vieille*, de source d'*En-Bas*, de source *Nouvelle*, très voisines les unes des autres. Ces sources minérales s'échappent à des hauteurs différentes de la montagne dite du Trésor, à travers des rochers calcaires ; la source Vieille fournit à la buvette, et peut être considérée à ce titre comme la plus importante des trois, puisque les Eaux-Bonnes sont aujourd'hui administrées en boisson d'une manière à peu près exclusive. Le petit nombre de baignoires qui s'y trouve suffit très largement à remplir l'indication de l'administration des bains généraux et des demi-bains, lorsque l'état des malades exige l'emploi de ce moyen accessoire.

Non loin de l'établissement thermal, il existe deux autres sources sulfureuses, appelées : l'une, source Froide, située près du ruisseau de la Sonde ; l'autre, source d'Ortech, dont les eaux ne sont pas utilisées.

A sa sortie du sol, l'eau de ces sources est claire, limpide, tenant seulement en suspension quelques petits flocons blanchâtres qui se déposent par le repos. Onctueuse au toucher, elle répand une odeur d'œufs couvis bien prononcée ; sa saveur est douceâtre et désagréable.

La thermalité des diverses sources de Bonnes n'est pas très élevée. Divers individus ont trouvé successivement que la Vieille source avait 27 degrés Réaumur, 32,22, 33,20 centigrades; la source Froide a 13 degrés centigrades seulement.

On est obligé de chauffer l'eau destinée à l'administration des bains.

L'analyse chimique des Eaux Bonnes a été faite autrefois par Bayen, Venel, Monnet, Pagés, Montaut et Poumier; l'analyse de ce dernier remonte à 1813.... Depuis cette époque, Henri, Longchamp et Gintrac nous ont fourni des analyses plus complètes de ces mêmes Eaux.

D'après Patissier, O. Henri a obtenu les résultats suivants en opérant sur l'eau de Bonnes transportée à Paris.

EAU (1 *litre*).

Azote	Traces.
Acide carbonique	0,00 64
Acide hydro-sulfurique	0,00 55
Chlorure de sodium	0,34 23
Chlorure de magnésium	0,00 44
— de potassium	Traces.
Sulfate de chaux	0,11 80
— de magnésie	0,01 25
Carbonate de chaux	0,00 48
Soufre	Traces.
Silice et oxide de fer	0,01 60
Matière organique contenant du soufre	0,10 65
	0,60 45

Longchamp a établi que les Eaux-Bonnes sont sur-

2

tout minéralisées par le sulfure de sodium, lequel ne
figure pas dans l'analyse de Henri ; il a trouvé que
dans ces Eaux il existe dans les proportions suivantes :

EAU (1 *litre*).

La buvette...................... 0,02 51
La douche...................... 0,02 51

D'après M. Gintrac de Bordeaux, qui a déterminé
à l'aide du sulfhydromètre du professeur Dupasquier
le degré relatif de sulfuration de diverses sources des
Pyrénées, l'eau de la Vieille source de Bonnes, celle
qui alimente la buvette, contient 0,217 de sulfure
de sodium par litre... La source Froide ne contient
que 0,192 du même principe minéralisateur, pour
la même quantité de liquide.

*Action apparente des Eaux-Bonnes sur l'écono-
mie humaine.* — Un agent médicamenteux, quel
qu'il soit, mis en rapport avec un être vivant des
degrés les plus élevés de l'échelle animale, et avec
l'homme en particulier, possède une action absolue,
laquelle constitue sa puissance spécifique. Celle-ci
est virtuellement contenue en lui, mais elle ne se
révèle pas toujours au même degré et sous la même
forme chez les divers individus. En tant que cet
agent n'est pas doué de propriétés toxiques éminemment délétères, ou qu'il ne perturbe l'économie vivante que dans certaines limites compatibles avec le

maintien de l'existence, il peut, administré à doses égales, ne pas produire d'effet apparent, en produire un très intense, et surtout il peut déterminer l'explosion de symptômes très dissemblables quant à leur nombre, leur persistance, le siége qu'ils affectent, etc., etc. Lors donc qu'il trace le cadre qui doit enclaver la série des symptômes produits par un agent médicamenteux, et lorsqu'il remplit ce cadre, le médecin observateur crée artificiellement un tout qui se retrouve rarement ou plutôt qui ne se retrouve jamais avec tous ses détails dans un fait individuel.

C'est, pénétré de cette idée, qu'il faut aborder la lecture du chapitre suivant. Dans ce chapitre, des effets constants ou à peu près constants se trouveront mêlés à des effets variables, non susceptibles d'être prévus ou calculés d'avance; en un mot, à des effets relatifs aux dispositions individuelles. Cependant, il est impossible de ne pas les signaler tous, par cela seul que l'expérience a démontré qu'ils étaient possibles. J'examinerai successivement, et avec détail, les modifications suscitées par l'usage interne des Eaux-Bonnes dans les fonctions du système nerveux, du système circulatoire, des voies digestives, des organes respiratoires, etc., etc.

Action des Eaux-Bonnes sur le système nerveux. —L'action primitive des Eaux-Bonnes s'exprime souvent par des modifications saillantes, accomplies dans les fonctions nerveuses; un des effets les plus fréquents de l'action de ces Eaux consiste dans une agitation plus ou moins intense qui se manifeste surtout pendant la nuit, parce que sans doute le malade ressent davantage l'excitation médicamenteuse augmentée par la chaleur du lit, et parce que d'ailleurs, dans l'isolement et le silence, il perçoit plus vivement ses sensations internes et qu'il les analyse mieux. L'insomnie est une conséquence immédiate de cet état de l'excitation nerveuse, état analogue à celui produit par certains stimulants spécifiques, tels que le café par exemple. Chez certains sujets il survient de la céphalalgie sus-orbitaire; chez d'autres, des rêves multipliés et pénibles, lesquels coïncident avec un sommeil interrompu plusieurs fois dans une même nuit par des réveils en sursaut. Chez quelques personnes, on voit survenir une activité remarquable de certaines facultés intellectuelles. Un malade soumis à l'usage des Eaux-Bonnes me disait qu'il remarquait chez lui une exaltation toute particulière des facultés poétiques, qu'il était entraîné vers la composition, que l'idéalité se trouvait exaltée, enfin qu'il était en proie à un sentiment de bien-être qui lui était inconnu depuis longtemps. J'ai remarqué que quelques individus stimulés par la médication hydrosulfureuse deviennent irascibles, impatients de toute objection; chez eux, il s'est évidemment opéré une modification dans le caractère

Je n'ai rien remarqué du côté des organes des sens qui mérite d'être signalé.

L'époque à laquelle survient cette stimulation du système nerveux chez les individus soumis à l'usage des Eaux-Bonnes est variable, les doses qu'il est nécessaire d'administrer pour produire de pareils effets ne varient pas moins; tout dépend des dispositions individuelles; il est inutile de dire que beaucoup de malades, soumis pendant longtemps à l'usage des Eaux-Bonnes, n'éprouvent aucun de ces phénomènes (1).

J'ai toujours pris le plus grand soin de noter les maladies antécédentes des sujets, leurs souffrances habituelles, leur tempérament, etc. Et ici, comme en toute autre occasion, j'ai constaté que les troubles ou du moins les changements suscités dans l'ensemble des fonctions de l'innervation se remarquaient surtout chez ceux qui antécédemment avaient présenté des symptômes identiques ou analogues à ceux développés

---

(1) Antoine de Bordeu, le premier, expérimenta l'action des Eaux Bonnes sur l'homme sain, dans le but de prouver que leur usage interne n'était pas dangereux. Avant lui on n'administrait guère ces Eaux qu'en bains et en applications extérieures. Voici, d'après Bordeu lui-même, les résultats obtenus : « La chaleur augmenta comme la « transpiration qui allait chez quelques-uns jusqu'à la sueur. On se « sentit plus léger et plus dispos ; l'appétit augmenta, il y en eut qui « sentirent des gonflements qui causaient comme des embarras dans « la poitrine ; les uns tombaient dans l'assoupissement, d'autres de- « venaient gais ; on ne fut pas purgé ; on urina plus qu'à l'ordinaire. « D'ailleurs, il n'y eut pas de fonction dérangée ; on sentit à peu près « les effets que l'on sent par l'usage du café ou par celui de certains « légers excitants lorsqu'on n'y est pas habitué. Ces résultats furent « observés sur plusieurs sujets. »

par l'usage de l'eau sulfureuse. Les personnes en
proie, d'une manière habituelle, à l'éréthisme nerveux
sont celles qui présentent surtout de la jactation , de
l'insomnie, des battements ou palpitations musculaires,
etc., etc. Néanmoins , il est vrai de dire que l'action
de l'eau sulfureuse suscite souvent des perturbations
identiques chez des sujets qui n'ont jamais éprouvé
de pareilles souffrances D'ailleurs , j'ai souvent constaté que ces mêmes symptômes , développés par la
médication sulfureuse, étaient plus intenses lorsqu'ils
se produisaient actuellement sous l'influence de cette
médication que lorsqu'ils se produisaient spontanément ou sous l'empire de tout autre cause occasion-
nelle. Presque jamais l'excitation des centres nerveux n'est durable ; presque jamais, *à fortiori*, elle
n'est suivie d'accidents qui affectent une certaine gravité... Toutefois il pourrait se présenter telles prédispositions si prononcées à telle ou telle maladie en-
céphalique, que celle ci se manifestât et reconnût
l'action des Eaux-Bonnes pour cause déterminante.
J'ai des raisons de croire que la congestion encépha-
lique et certaines aberrations intellectuelles peu marquées, ont pu, dans des cas excessivement rares,
être la conséquence de l'usage des Eaux-Bonnes prises à des doses exagérées par des individus très
prédisposés à des maladies cérébrales. Une dame,
exempte de toute maladie de poitrine et très fortement constituée, se soumit à l'usage des Eaux-Bonnes; elle les prit à la dose d'un verre le matin et d'un

verre le soir ; dès le deuxième jour, elle éprouva une
vive sensation de picotements à la face, la gorge devint le siège d'une forte constriction, une chaleur
très intense se déclara dans l'épaisseur du cuir che-
velu, surtout au niveau du vertex ; bientôt il lui
sembla que cette chaleur avait envahi les organes
intra-craniens ; la malade éprouvait de temps en
temps des accidents analogues aux précédents avant
de faire usage des Eaux-Bonnes, mais jamais ils ne
s'étaient manifestés avec une si grande intensité.
Chez un malade mélancolique, les Eaux-Bonnes
prises pendant huit jours, à la dose de trois verres,
causèrent une insomnie si intense que le sommeil devint absolument impossible pendant trois jours consécutifs ; il fallut pour ramener le calme avoir recours
aux émulsions avec les semences de jusquiame, au
lactucarium, à la codéine.

Enfin, je dois dire que des symptômes cérébraux
ont été produits chez des sujets bien portants, robustes et n'ayant jamais éprouvé aucune maladie
des centres nerveux. M. A.., âgé de 36 ans, très
fortement constitué, voulut profiter de son séjour aux
Eaux-Bonnes pour faire, comme il le disait, usage
des Eaux, à l'encontre des maladies à venir. Il commença par en prendre deux verres chaque jour ; le
sixième jour, il en prit trois verres, et jamais il ne
dépassa cette dernière dose. Le dixième jour, il
éprouva une sorte d'ivresse ; il lui semblait qu'une
plaque de plomb comprimait la partie antérieure de

son cerveau. Son caractère devint inquiet et irasci-
ble; il sentait, disait-il, ses veines dilatées; le pouls
qui donnait habituellement 66 pulsations en fournissait 80. Le quinzième jour, il ne voulut plus
continuer l'expérience.

Quelquefois, les Eaux-Bonnes produisent sur les
fonctions cérébrales des effets sensibles tout-à-fait
opposés aux précédents. Un malade chez lequel l'u-
sage de ces Eaux avait suscité une céphalalgie nerveuse intense, laquelle n'avait jamais existé auparavant, m'affirma que son sommeil de la nuit était
beaucoup plus profond, beaucoup plus prolongé
qu'à l'ordinaire. De plus, il ressentait plusieurs fois
pendant le jour une propension invincible au repos,
et souvent, il tombait dans une sorte de somnolence.
Chez un autre malade qui, avant de prendre les
Eaux, éprouvait des insomnies opiniâtres, non-
seulement ces insomnies ne furent pas aggravées,
mais encore elles se dissipèrent pendant l'usage de
la médication hydrosulfureuse.

J'ai déjà dit que l'époque à laquelle se manifestaient les symptômes d'excitation nerveuse, était
très variable. J'ai observé des sujets chez lesquels
les modifications imprimées à l'innervation se montraient dès le début; j'en ai vu d'autres chez lesquels
les Eaux n'opéraient d'une manière sensible que les
7me, 12me, 15me, 20me, 24me jours. L'expérience
m'a démontré qu'il suffit tantôt d'un verre d'eau pour
développer de pareils symptômes, tandis que dans

d'autres circonstances , six , huit et même dix verres de la même eau, pris pendant plusieurs jours de
suite , laissent le système nerveux dans. le calme le
plus profond.

Une remarque qui s'adresse aux personnes difficiles à convaincre et qui font profession de ne pas
croire à l'action des Eaux quelles qu'elles soient, est
la suivante. Je me suis assuré auprès de plusieurs
malades que les symptômes nerveux qui existaient
actuellement , ils les avaient déjà éprouvés les années précédentes , alors qu'ils avaient fait usage des
mêmes Eaux ou d'autres Eaux douées des propriétés
analogues ; en outre , j'ai souvent acquis, d'une manière irrécusable , la preuve que je devais attribuer
ces phénomènes à l'action de l'Eau sulfureuse ; en
effet , si le malade cessait l'usage de cette dernière ,
les accidents se dissipaient , tandis qu'ils ne man-
quaient pas de se reproduire , s'il se soumettait de
nouveau à la médication hydrosulfureuse.

*Action des Eaux-Bonnes sur le système circula-
toire.* — Les Eaux-Bonnes agissent en accélérant les
mouvements du cœur , en rendant ses pulsations plus
fortes , plus vîtes , plus nombreuses. Ce fait général
résulte de l'observation clinique ; toutefois, comme le
plus souvent on administre , en raison de circonstances diverses , les Eaux-Bonnes à des doses très
modérées, il est difficile de déterminer d'une manière
bien sensible et bien rigoureuse les effets de leur ac-

tion hypersthénique sur le centre circulatoire. D'ailleurs, on s'adresse presque toujours à des malades ;
et dès-lors, l'aggravation des symptômes pectoraux,
gastro-intestinaux, etc., etc, peut apporter, en tant
qu'agissant d'une manière sympathique, son contin-
gent d'action dans l'accroissement d'énergie et dans
l'accélération des contractions cardiaques.

Aussi, bien que l'expérience de tous les jours m'ait
démontré l'action excitante dés Eaux-Bonnes sur
l'organe central de la circulation, je tentai des expériences sur des animaux auxquels il m'était loisi-
ble de faire prendre une quantité considérable d'Eau
minérale sulfureuse, de manière à pousser les résultats dynamiques de la médication jusqu'à leurs dernières limites. Dans des expériences de cet ordre,
quoique la perturbation fonctionnelle soit grande, et
qu'il ne soit pas indiqué le plus souvent de la porter
à ce degré chez les individus affectés de maladie, on
n'en constate pas moins, à l'aide de l'interprétation de
la symptomatologie médicamenteuse, la nature de
la médication et l'action spéciale de l'agent thérapeutique sur un organe déterminé.

L'expérimentation des effets physiologiques d'un
médicament chez les animaux, même chez ceux
qui par leur organisation se rapprochent le plus de
l'homme, ne doit pas être acceptée sans une certaine
retenue et sans quelque restriction. La toxicologie
comparée prouve par ses recherches, même les plus
récentes, qu'il existe des différences assez notables

touchant les effets produits par le même agent sur l'homme et certains animaux qui se rapprochent le plus de lui dans l'échelle zoologique. Néanmoins, ces réserves faites, il faut convenir que l'expérimentation des médicaments sur les animaux est une véritable source d'instruction pour le thérapeutiste.

Quand on tente des expériences sur les animaux vivants, il faut autant que possible éviter de créer, par quelque moyen que ce soit, des complications qui tendent à confondre leurs effets avec ceux du médicament expérimenté. Il est nécessaire que l'action de ce dernier soit, si faire se peut, complètement isolée. Aussi, je ne voulus faire pénétrer de l'Eau de Bonnes dans le torrent circulatoire des animaux par aucun moyen violent, par aucune voie anormale. Je me contentai de leur donner cette eau à boire à l'exclusion de tout autre liquide. Je les séquestrai en outre de manière à ce que toute autre boisson leur fût interdite. Voici le détail de ces expériences :

Le 11 juillet 1846, je soumis à l'usage des Eaux-Bonnes deux jeunes chiens âgés de deux mois ; et pour toute boisson, je leur donnai de l'eau sulfureuse prise à la buvette. L'artère crurale de ces animaux, explorée à plusieurs reprises avec la plus scrupuleuse attention, donna chez l'un 135, chez l'autre 133 pulsations par minute. Le premier, le second et le troisième jour, le nombre des pulsations artérielles ne varia nullement. Aucun symptôme apparent ne

se manifesta. L'appétit était très énergique, les mouvements très vifs et très animés. Le museau de ces
animaux était frais et humide. Dans la nuit du 13 au
14 juillet (du troisième au quatrième jour), ils rendirent huit selles demi-molles. Il était facile de reconnaître que ces déjections étaient composées en grande partie par du mucus intestinal, auquel se trouvait
mêlée une très faible quantité de sang ; la matière
des évacuations était en réalité une exsudation mu-
coso-sanguinolente dont la couleur approchait de
celle du kermès ou de la brique pilée. Dans la journée du 14, ils poussèrent encore six selles. Ces déjections avaient les mêmes caractères que les précédentes ; mais elles renfermaient une plus grande
quantité de mucus, qui se présentait sous forme de
masses blanchâtres et filantes. Le pouls n'était pas
modifié d'une manière notable.

Le 15 juillet (5me jour de l'expérience), les déjections alvines continuèrent à être mucoso-sanguinolentes ; le mucus se trouvait mélangé avec des matières fécales à demi-molles ; des stries de sang se
faisaient remarquer surtout dans une déjection où
elles étaient abondantes.

Une modification importante s'était opérée dans la
circulation centrale. Le chien dont l'artère avait fourni 135 pulsations par minute, au début de l'expérience, en donnait de 144 à 148 dans le même espace de temps. Celui chez lequel j'avais compté 133
pulsations en fournissait de 148 à 152. Dans la soirée

du même jour, le pouls exploré chez les deux chiens battait chez l'un et chez l'autre 160 fois par minute. Le nombre des respirations accomplies dans le même laps de temps variait entre 26 et 28.

Le 16 juillet , mêmes caractères des évacuations alvines , même nombre des battements artériels.

Le 17 juillet (7me jour) les excréments étaient moulés ; néanmoins, on apercevait encore du mucus et du sang mêlés aux matières fécales. On remarquait chez ces animaux de l'abattement , de la faiblesse, de la titubation; ils recherchaient le frais et allaient de préférence se coucher sur la pierre. Leur museau était chaud et desséché, leurs oreilles étaient brûlantes. Cet état de prostration et d'affaissement contrastait avec la gaîté et l'agilité des premiers jours. Les battements artériels étaient d'une fréquence extrême ; je ne pus les compter.

Le 18 juillet (8me jour) le pouls de l'un de ces animaux donnait 144, celui de l'autre 140 pulsations par minute. Chez tous deux le museau était moins sec et moins chaud que la veille; les oreilles aussi étaient moins chaudes que le jour précédent.

Le 19 juillet (9me jour) le pouls de l'un de ces chiens ne donnait plus que 124 pulsations par minute, et celui de l'autre n'en fournissait que 120. Leur museau , au lieu d'être chaud et sec , était frais et humide ; ces animaux n'étaient plus prostrés, abattus ; au contraire , ils se montraient gais et alertes. Les excréments étaient redevenus moulés , volumi-

neux et consistants. Les jours suivants, rien ne parut
digne d'être noté.

Le 25 juillet (15me jour) leur pouls était à 120
pulsations par minute Les matières fécales étaient
devenues très-consistantes ; on aurait dit qu'à la diarrhée avait succédé la constipation.

Cependant, l'action des Eaux-Bonnes ne devait
pas être bornée aux symptômes déjà observés, car,
le 29 du même mois, les choses changèrent de face.
En effet, les 29, 30 et 31 juillet, les pulsations artérielles, préalablement descendues à 120, remon-
tèrent à 144 et 146. Le 1er août, le pouls de l'un de
ces animaux était à 144, celui de l'autre à 152 par
minute. Tous deux étaient prostrés et restaient im-
mobiles dans la situation où on les plaçait ; leur museau était sec et aride, leur regard immobile et terne.

Le 2 août, l'un des chiens rendit des selles déco-
lorées, grisâtres, dont une aux trois quarts liquide et
semblable à du mortier. Il resta immobile dans la position que je lui donnai. L'artère fémorale fournissait
152 pulsations ; les respirations s'élevaient à 40 dans
l'espace d'une minute. La dyspnée paraissait extrême ; les parois thoraciques s'élevaient fortement
dans chaque inspiration ; la chaleur et la sécheresse
du museau étaient considérables. L'auscultation me
prouva que malgré la dyspnée il n'existait aucun râle
bronchique.

L'autre animal rendait des selles dures ; son pouls
s'élevait à 144, la respiration à 28. L'acte respira-

toire était moins difficile et moins pénible que chez
le précédent. Cependant, chez lui aussi, aridité et
chaleur du museau, oreilles brûlantes, taciturnité,
immobilité, inertie absolue

Le 3 août, je trouvai chez un chien 144 pulsations par minute ; il avait rendu deux déjections
blanchâtres et très molles. Chez l'autre, le pouls
donnait 136. Chez les deux, le museau était encore
sec. et chaud, mais à un moindre degré que la veille et l'avant-veille.

Le 4 août, le nombre des pulsations artérielles
avait diminué (130 et 128), l'humidité et la fraîcheur du museau étaient revenues comme dans l'état
normal. Ces animaux étaient plus actifs et plus
alertes que les jours précédents ; les jours suivants,
les choses rentrèrent complètement dans l'ordre.

Pendant longtemps, chacun de ces petits animaux buvait *spontanément* au moins une bouteille
bordelaise (à peu près 500 grammes) d'Eau de
Bonnes dans les vingt-quatre heures. Le 17 et
le 18 juillet (7me et 8me jours, à dater du commencement de l'expérience), chacun d'eux en but une
bouteille et demie (750 grammes). Il me paraît,
qu'alors qu'ils eurent bu de l'eau sulfureuse pendant un certain nombre de jours, leur altération devint considérable, et qu'ils ajoutaient ainsi à l'intensité de la maladie médicamenteuse, en buvant une
plus grande quantité de ce même liquide qui, primitivement, avait augmenté leur soif.

Le quatre août, époque où se dissipèrent spontanément, et malgré l'usage continué des Eaux de Bonnes, les symptômes suscités chez ces animaux, ceux-ci ne buvaient plus à eux deux que 750 grammes d'eau sulfureuse, tandis que quelques jours auparavant un seul buvait la même quantité.

Le 21 juillet, je soumis à la même expérience un jeune chien de six semaines. Attentivement exploré, préalablement à toute tentative, son pouls donnait 130 pulsations par minute. Cet animal rendait des matières fécales dures, moulées et blanchâtres ; il était excessivement pétulant et s'agitait beaucoup. Il commença le 21 au soir à prendre de l'eau sulfureuse pour unique boisson.

Du 21 jusqu'au 24 inclusivement, il ne se présenta rien qui me parût digne d'être noté. Dans la journée du 25, (4me jour) l'animal, sujet de l'expérience, commença à rendre des selles muqueuses, le pouls n'avait subi aucune modification appréciable. Le 27 (6me jour), l'artère fémorale donnait 144 pulsations par minute, les matières fécales étaient redevenues dures et grisâtres ; la soif était intense.

Le 28 (7me jour), 144 pulsations comme le jour précédent.

Le 29 juillet (8me jour), au lieu d'être excessivement turbulent comme les jours précédents, le petit animal était profondément prostré, il avait l'œil terne et restait immobile. Les déjections alvines,

auparavant dures et grisâtres étaient devenues molles, jaunes, spumeuses, mucoso-sanguinolentes.
Le museau était sec et chaud, l'artère donnait 152
pulsations par minute, la peau du ventre se faisait
remarquer par sa chaleur et sa sécheresse, la respiration par son excessive fréquence et sa précipita-
tion. Il survenait, comme par quinte, une toux petite, sèche, brusque, fréquente.

Le 30 juillet (9ᵐᵉ jour), le pouls était comme
la veille à 152 pulsations par minute ; le museau
et les oreilles continuèrent à se faire remarquer par
la chaleur dont ils étaient le siège. Les déjections
qui furent rendues étaient demi-molles et rouges.

Le 31 juillet (10ᵐᵉ jour), 140 pulsations
par minute, respiration moins fréquente, moins
accélérée, museau moins chaud et moins sec
que la veille, déjections alvines noirâtres, moulées.

1ᵉʳ août (11ᵐᵉ jour), 144 pulsations, museau
chaud, sec, aride, prostration, immobilité.

2 août (12ᵐᵉ jour), 152 pulsations, taciturnité,
titubation.

3 août (13ᵐᵉ jour) 136 pulsations par minute,
d'ailleurs même état que la veille.

4 août (14ᵐᵉ jour), 132 pulsations, le museau
avait presque repris sa fraîcheur et son humidité
naturelles. Les jours suivants, tout rentra dans l'ordre et la maladie temporaire se dissipa, quoique

3

l'animal continuât à prendre de l'eau sulfureuse pour toute boisson.

Souvent, ce chien qui était de très petite taille buvait plus d'un litre d'eau dans les vingt-quatre heures. Cette eau était mélangée avec un peu de lait, afin de l'engager à en prendre une plus grande quantité.

Les résultats saillants obtenus par l'administration de l'eau de Bonnes à ces animaux sont 1° l'accélération des contractions cardiaques et l'augmentation corrélative du nombre des mouvements respiratoires; 2° la soif; 3° la sécheresse et la chaleur du museau; 4° la production d'évacuations alvines liquides, muqueuses ou mucoso-sanguinolentes, comme dyssentériques; 5° enfin, lorsque tous les symptômes avaient acquis leur *summum* d'intensité : la tristesse, l'abattement, la titubation, la défaillance musculaire, l'immobilité.

Chacun sera obligé de reconnaître, après l'énumération de ces manifestations pathologiques, l'existence d'une affection morbide, se traduisant surtout par la présence de la fièvre et par l'ensemble des symptômes qui se groupent toujours autour de cet élément commun des maladies aigües.

L'action stimulante des Eaux-Bonnes sur le système circulatoire ressort donc de ces expériences, comme elle ressort tous les jours de l'observation clinique. Il y a seulement ici cette différence, que la quantité d'eau administrée étant très-considérable, les effets qu'on est obligé de rapporter directement à son action dynamique exagérée, sont excessivement saillants, tandis que les doses modérées de ces eaux que l'on fait prendre aux malades, laissent ces effets souvent indécis et toujours beaucoup moins faciles à apprécier.

D'une autre part, ayant choisi des animaux très-jeunes pour servir à ces expériences, j'ai obtenu des effets très sensibles, que, sans aucun doute, je ne serais pas parvenu à réaliser au même degré chez les mêmes animaux adultes. Dans l'exploration du pouls, je n'ai tenu compte que du plus ou moins grand nombre des pulsations artérielles, párce qu'il m'a été impossible de constater les changements survenus dans l'ampleur, la dureté et la vitesse de ces mêmes pulsations.

Une circonstance remarquable, et que nous ne devons pas manquer de signaler, c'est que l'état normal se rétablit, bien que ces animaux n'eussent pás cessé d'être soumis à l'action de la même cause, qui d'abord avait profondément perturbé le jeu des fonctions les plus importantes. En effet, ils prirent toujours de l'eau sulfureuse pour boisson exclusive; et nonobstant cette continuation de l'ingestion de l'agent médicamenteux, les effets de celui-ci ne se soutinrent pas; au contraire, une tolérance en apparence complète s'établit après un certain nombre de jours.

Voici un exemple type des effets que les Eaux-Bonnes, administrées en quantité modérée et pro-

gressivement croissante , peuvent opérer sur le système circulatoire S*** est âgé de 44 ans ; il est doué
d'un tempérament sanguin-nerveux ; il a conservé
de l'embonpoint et des forces , et paraît jouir d'une
bonne santé , si on ne s'en rapporte qu'aux appa-
rences extérieures. Depuis quinze ans , il a éprouvé
plusieurs maladies thoraciques : l'une d'elles , la plus
grave , devint remarquable , après avoir passé à l'état
chronique par l'expectoration subite d'une grande
quantité de pus et de sang. Dès-lors , contre l'attente
des médecins , la santé du malade se rétablit , mais
jamais d'une manière complète. Les organes respiratoires ont toujours , depuis cette époque , donné de
temps à autre des signes de souffrance. Lorsque je
vis le malade pour la première fois , le 15 juillet
1845 , il présentait les symptômes suivants :

Voies respiratoires. — La voix était enrouée,
son timbre était fêlé ; l'arrière-gorge était rouge , violacée ; la luette était volumineuse et procidente ; il
existait dans cette région une sensation de sécheresse
et d'empâtement ; il n'y avait ni toux , ni expectoration ; aucun point du thorax n'était le siége d'une
douleur développée à un degré quelconque.

La percussion donnait une matité relative et absolue très-prononcée dans tout le côté gauche de la
poitrine : cette moitié de la cavité thoracique avait
diminué de capacité ; les côtes , revenues sur elles-
mêmes , étaient moins écartées que celles du côté

opposé, qui était bombé et développé outre mesure ;
il y avait une incurvation latérale médiocre de la
colonne épinière. Il existait des craquements secs
tendant à l'humidité au niveau des fosses sus et sous
épineuses gauches. Ces craquements étaient assez
nombreux et avaient lieu surtout pendant l'inspiration. Dans la région correspondante du poumon droit,
l'oreille ne percevait pas de bruit de craquement sec
ou humide, la respiration était obscure. A la partie
postéro-inférieure du poumon gauche, il existait du
râle crépitant humide, visqueux, à bulles assez volumineuses, mais rares. Ce râle correspondait seulement à l'inspiration. En avant et à droite, la respiration était sèche, rude ; l'inspiration était à l'expiration (intensité et durée) comme 8 : 6. En avant
et à gauche, la respiration était obscure, âpre, difficile ; le rapport de l'inspiration à l'expiration, pour
l'intensité et pour la durée, était de 6 : 8.

Système circulatoire. — Les bruits du cœur étaient
normaux, le pouls donnait 60 pulsations par minute.
Il était assez ample, mais mou et dépressible.

Voies digestives. — Les voies digestives étaient à
l'état sain ; l'appétit était énergique ; les digestions
s'opéraient avec la plus grande facilité ; les évacuations intestinales étaient quotidiennes et normales.

Système nerveux. — Il n'existait aucun trouble

dans les fonctions de l'innervation. Il est bon de noter, cependant, que le malade était sujet à éprouver
des *raptus* sanguins vers le cerveau, *raptus* sanguins
qui étaient accompagnés d'une céphalalgie plus ou
moins vive.

Les voies génito-urinaires n'offraient rien qui fût
digne d'être remarqué.

Système cutané. — La peau était recouverte de
pustules d'acné, surtout au niveau de la poitrine.
Cette éruption était ancienne chez ce malade; depuis un grand nombre d'années, une pustule suc-
cédait à une autre d'une manière continue et indéfinie.

Bien qu'il existât dans les poumons de ce malade
une grande quantité de tubercules qui affectaient
quelque tendance au ramollissement, bien que le tiers
inférieur du poumon gauche fût frappé d'engouement, on ne constatait aucun symptôme de réaction
du côté du système circulatoire. L'appétit était énergique, les digestions régulières; il n'existait ni toux,
ni expectoration, ni dyspnée. Les forces étaient
conservées, l'embonpoint convenable, le système
musculaire n'avait pas subi de réduction notable,
soit dans son volume, soit dans sa force contractile.
Le sommeil était profond et réparateur. Le malade
prit pendant deux jours un demi-verre d'eau sulfureuse le matin, et un demi-verre de cette même eau
le soir. Pendant les huit jours qui suivirent, il se

borna à en prendre trois quarts de verre deux fois
par jour. Le dixième jour, il porta la dose à un
verre pris le matin et le soir. A cette époque, rien
n'était changé; le pouls donnait comme avant le
traitement 60 pulsations par minute, il n'était ni
tendu, ni plein, ni dur. Au quinzième jour du traitement, le malade accusa un prurit intense à la peau
et surtout au niveau de la poitrine déjà couverte de
pustules d'acné. L'appétit avait augmenté d'énergie,
les selles étaient devenues difficiles, il y avait de la
constipation. Le malade but dès ce jour-là trois verres d'eau chaque jour. Le dix-septième jour, il se
plaignit de chaleur et de pesanteur à l'estomac; la
dose d'eau sulfureuse fut réduite à deux verres. Le
lendemain, il accusait de la céphalalgie et de la lour-
deur de tête, il lui semblait qu'il était ivre. Il y avait
de la chaleur et de la sécheresse à la peau; le pouls
donnait 80 pulsations par minute; il était plein, fort
et résistant. Aucun symptôme thoracique n'existait,
aucun accident précédemment développé dans cette
cavité ne s'était reproduit. L'auscultation prouvait
que l'état anatomique des poumons était le même
qu'avant l'institution du traitement. Il y avait eu de
l'insomnie, de la jactation la nuit précédente. Le prurit cutané continuait à un tel degré, que le malade
allait jusqu'à faire saigner sa peau, qu'il entamait
avec ses ongles.

Il faut dire que le malade était sujet à des accès
de céphalalgie, mais jamais aussi intenses que celui

qu'il éprouvait alors. Ces accès, en outre, n'étaient pas accompagnés de fièvre, de chaleur, de sécheresse à la peau comme dans le cas présent. La médication hydro-sulfureuse avait évidemment déterminé cette effervescence momentanée, à laquelle le système était prédisposé. Elle avait rendu les battements du cœur et des artères plus fréquents et plus énergiques, elle avait élevé le degré de la chaleur animale, etc., etc.

Le fait que je viens de relater, et le seul parmi tant d'autres que je veuille reproduire, suffit pour donner la mesure de l'influence que peut exercer la médication hydro-sulfureuse sur les sujets prédisposés par leur tempérament et par les maladies dont ils sont affectés, à en ressentir plus spécialement l'action.

A côté de cet exemple, qui prouve la puissance excitante des Eaux-Bonnes sur le système circulatoire, on pourrait en placer d'autres qui prouveraient, au contraire, jusqu'à quel point certains individus ont été réfractaires à l'action de cet agent thérapeutique. Il n'est pas rare de voir des individus bien portants, ou atteints de maladies atoniques essentiellement localisées dans un lieu déterminé, boire pendant quinze, vingt et trente jours, des quantités considérables d'eau sulfureuse sans éprouver aucun effet appréciable.

Un malade âgé de quarante ans et fortement constitué, dont les poumons étaient sains, mais qui était affecté d'une pharyngo-laryngite granuleuse, passée depuis longtemps à l'état chronique, vint aux Eaux-Bonnes dans le courant du mois d'août 1846. Sa santé générale était très bonne, il n'éprouvait aucune douleur dans la partie malade, il était seulement atteint d'une aphonie complète. Dès le premier jour, il but quatre verres d'eau sulfureuse; du troisième au dixième jour, il en but dix à douze verres dans les vingt-quatre heures; le douzième jour et les jours suivants, il porta la dose à quatorze ou quinze verres. Pendant tout ce laps de temps, il ne survint pas le moindre symptôme qui pût faire soupçonner l'aetion de l'eau sulfureuse; il n'y eut ni agitation, ni insomnie, ni constipation, ni diarrhée, ni étouffements, ni douleurs au niveau de la trachée, du larynx ou de l'arrière-gorge. Le pouls resta petit et mou, les battements du cœur n'augmentèrent ni en énergie, ni en nombre. Le pouls resta toujours à 68.

Action des Eaux-Bonnes sur les voies digestives. — Estomac. — Lorsqu'ils arrivent aux Eaux-Bonnes, certains individus ont les voies gastriques en bon état, et leur appétit est ce qu'il doit être chez une personne dont les fonctions digestives s'exercent avec régularité. D'autres sujets, au contraire, éprouvent de l'inappétence, du dégoût pour les aliments. Enfin, une troisième catégorie d'individus présente diverses souffrances qui trahissent l'exis-

tence d'une maladie de l'estomac. Telles sont : des
ardeurs, des crampes, des pesanteurs, des nausées,
des vomissements, etc., etc. J'ai toujours remarqué
que chez le plus grand nombre de malades qui constituent le premier groupe, l'appétence pour les aliments ne tarde pas à être augmentée. Dès les premiers jours où ils commencent à faire usage des
eaux, il s'opère une modification évidente des facultés digestives ; et cette modification, qui agit
dans un sens favorable à l'exercice des fonctions de
l'estomac, détermine une appétence vive pour les
aliments, et une énergie corrélative dans l'acte de
la chymification.

Ceux d'entre les malades qui ont du dégoût pour
les aliments, ne tardent pas le plus souvent à voir
leur appétit se réveiller, et leurs facultés digestives
recouvrer une puissance qu'elles avaient perdue depuis longtemps, ou qui ne s'était pas relevée depuis
l'atteinte portée à leur santé par une dernière maladie. Aussi, un des effets les plus évidents de l'action
des Eaux-Bonnes consiste dans une augmentation de
l'énergie nutritive et des forces de toute la constitution.

Il faut avouer néanmoins que les Eaux-Bonnes,
ainsi que tous les autres agents de la matière médicale, rencontrent des natures réfractaires. Chez certains individus, elles restent impuissantes à réveiller
la sensation de la faim, et l'inappétence conserve
toute son intensité première, quelle que soit la quan-

tité d'eau que le malade ingère dans son estomac.
J'ai souvent vu des malades boire six, sept ou huit
verres d'eau dans les vingt-quatre heures, et néanmoins leurs facultés digestives n'être nullement reti-
rées de l'état de torpeur dans lequel elles étaient
plongées avant qu'ils fissent usage de cette eau. Chez
un certain nombre de sujets dont l'appétit était bon,
et dont les digestions étaient régulières, l'eau de
Bonnes n'a rien changé à cet état; et quoique cette
eau ait été prise jusqu'à la dose de sept à huit verres par jour, aucune modification n'a été imprimée
à l'ensemble des fonctions digestives.

Je ne dois pas omettre de dire, que chez quelques
individus même très bien portants, et dont les fonctions digestives s'exécutent avec la plus grande régularité, l'eau de Bonnes exerce une action perturbatrice telle, qu'alors même qu'elle est administrée à
des doses très médiocres (un ou deux verres chaque
jour par exemple), on est obligé de renoncer à son
usage à cause d'une intolérance absolue Chez quelques sujets, cette intolérance pour l'eau sulfureuse
se manifeste dès les premiers jours; chez un nombre
beaucoup plus grand, elle n'apparaît qu'alors qu'ils
en ont fait un usage assez prolongé, et lorsqu'il
existe en quelque manière une espèce de saturation
médicamenteuse. Je connais des malades qui, ayant
fait usage des Eaux-Bonnes plusieurs années de suite,
éprouvaient chaque fois une répulsion instinctive
pour ce liquide qui pesait sur leur estomac et qu'ils

ne pouvaient plus digérer. Cet effet se produisait, lorsqu'ils avaient fait usage des eaux pendant un temps qui était variable pour chaque individu. J'ai rencontré deux ou trois personnes, au contraire, chez lesquelles les signes d'intolérance se montraient de prime abord. Une dame qui jamais n'avait été sujette aux maladies de l'estomac, prit dès le début deux verres d'eau de la *source froide ;* le premier jour, l'appétit fut augmenté; mais le troisième, il survint de l'inappétence, des pesanteurs et des douleurs à l'estomac; les digestions devinrent excessivement laborieuses. La malade cessa l'usage des eaux, et bientôt les accidents produits par elles se dissipèrent. Quelques jours plus tard, cette malade étant allée aux Eaux-Chaudes, et ayant voulu reprendre l'usage des eaux sulfureuses en boisson, les mêmes accidents qui s'étaient manifestés à Bonnes ne tardèrent pas à reparaître. Dès lors, il fut démontré que cet estomac, qui n'avait donné antérieurement aucun signe de souffrance, ne pouvait supporter l'action des eaux sulfureuses, alors même qu'elles étaient administrées à des doses très modérées.

Si l'usage des Eaux-Bonnes produit quelquefois des troubles pareils dans les fonctions de l'estomac chez des individus qui sont exempts de toute souffrance de ce viscère, à plus forte raison doit-elle déterminer ces accidents ou des accidents analogues chez les personnes qui sont déjà en proie à des maladies gastriques

Il existe un assez grand nombre de malades qui éprouvent habituellement dans la région de l'estomac des chaleurs, des ardeurs, des douleurs crampoïdes, pongitives ou comprimantes, qui ont des renvois acides, corrosifs, brûlants, et dont la muqueuse gastrique sécrète des gaz en plus ou moins grande quantité. Quelques-uns éprouvent dans la même région la sensation d'une barre transversale, surtout après les repas, certains autres sont en proie aux défaillances d'estomac et ressentent des besoins fréquents de prendre des aliments. Tantôt des douleurs gastriques sont augmentées par la pression, tantôt elles sont diminuées ; tantôt l'ingestion des aliments les atténue ou les fait cesser, tantôt enfin elle les exaspère, etc.

Tous ces symptômes et bien d'autres se montrent dans les diverses nuances des maladies de l'estomac, que l'on a désignées sous les noms de gastralgie, de gastrite chronique, de dyspepsie, etc., etc., quelles que soient d'ailleurs les causes et la nature intime de ces maladies.

Il faut dire que l'usage des Eaux-Bonnes aggrave assez souvent, au moins d'une manière temporaire, les symptômes que je viens d'énumérer, alors même que ces eaux sont prises à des doses modérées pour ne pas dire faibles. Un demi-verre, trois-quarts de verre, un verre, un verre et demi d'eau sulfureuse pris pendant deux, quatre, six ou huit jours, suffisent parfois pour produire les effets que je signale. Ces faits sont vulgaires, ils se reproduisent fréquemment.

Intestins. — Tantôt l'action des Eaux-Bonnes sur les intestins n'est guère appréciable, de telle façon que chez un certain nombre d'individus les fonctions de cette partie des voies digestives ne sont nullement modifiées dans un sens ou dans un autre pendant tout le temps qu'ils font usage de ces eaux. Tantôt, au contraire, les effets de celles-ci se manifestent par une augmentation des mouvements péristaltiques et par des sécrétions exagérées des intestins, accompagnées d'évacuations alvines liquides et de douleurs abdominales plus ou moins vives. Quelquefois l'usage des eaux rétablit le cours des matières fécales et fait cesser des constipations habituelles ; mais bien plus fréquemment il entraîne l'apparition de cette dernière, de telle sorte que les malades rendent avec peine et à d'assez grandes distances des matières fécales dures et ovillées.

Les évacuations alvines diarrhéiques me paraissent être produites par la plus grande quantité de nourriture prise par les malades pendant qu'ils sont soumis à l'usage des eaux, par l'augmentation des sécrétions intestinale, biliaire et pancréatique et par l'énergie augmentée des mouvements péristalliques des intestins. La constipation, au contraire, me paraît résulter d'une activité plus grande des absorbants chylifères et de l'établissement des sécrétions antagonistes sur diverses surfaces d'élimination, telles que la peau, la muqueuse bronchique et les voies urinaires.

Enfin, ainsi que nous l'avons fait observer en traitant de l'action des Eaux-Bonnes sur l'estomac , les malades sont prédisposés d'une manière spéciale, soit par leurs idiosyncrasies , soit par leurs maladies , à voir se manifester les effets que nous indiquons. Voici quelques faits qui prouvent jusqu'à quel point certaines prédispositions favorisent l'établissement d'un flux intestinal, lorsque les individus qui en sont atteints se soumettent à l'action des eaux sulfureuses.

Mme G..., exempte de toute maladie, prit un demi-verre d'eau de Bonnes le matin et un demi-verre de la même eau le soir. Dans la nuit du même jour, la diarrhée se déclara accompagnée de coliques intenses. Le lendemain , la malade eut douze déjections alvines liquides. L'année précédente, l'ingestion d'un seul verre d'eau de la source de La Raillère à Cauterets , avait causé un accident absolument identique ; et quelques années auparavant , une quantité à peu près égale d'eau sulfureuse prise au *Castera* avait déterminé l'apparition d'un flux intestinal encore plus intense.

Trois verres d'eau de la source du *Clot*, aux Eaux-Chaudes, pris par moi, pendant deux jours (juillet 1845), amenèrent plusieurs évacuations alvines liquides dans les vingt-quatre heures ; cet état se prolongea pendant trois jours, j'éprouvai le même effet à Cauterets (1842), après avoir bu, pendant trois jours, deux verres d'eau de la source de *La Raillère* et deux verres de la source des *Espagnols ;* je res-

sentais en même temps de la chaleur et de la pesanteur à l'estomac. Enfin, un résultat identique fut
produit sur moi par l'usage des eaux d'*Arles* (Pyré-
nées-Orientales), en 1844. Toutes les fois que
j'use en boisson des eaux minérales sulfureuses,
j'éprouve après quelques jours pour ces eaux une
répugnance invincible.

Mme D..., âgée de 36 ans, douée d'un tempérament sanguin, était fortement constituée, elle
contractait assez fréquemment des bronchites pendant l'hiver; d'ailleurs, elle n'était nullement habi-
tuée à éprouver des coliques et de la diarrhée. Il
n'existait pas non plus chez elle de constipation; en
un mot, les fonctions gastro-intestinales s'exerçaient
avec la plus grande régularité. Cette dame prenait
les Eaux-Bonnes depuis 21 jours, et depuis une semaine elle était arrivée à en boire trois verres dans
les vingt-quatre heures, lorsque dans la nuit du 21me
au 22me jour il survint des coliques violentes accompagnées de déjections alvines mucoso-sanguinolentes.
Dans les premières dix-huit heures qui suivirent le
début des souffrances intestinales, la malade alla au
moins vingt fois à la garde-robe; la matière des dé
jections était liquide, muqueuse, rougeâtre, elle res-
semblait presque à du chocolat; le ventre était tendu,
douloureux dans le trajet des colons, la face était
colorée, le pouls était fréquent, vif, concentré; la
peau était chaude; il fallut trois jours pour faire rentrer les choses dans l'état normal.

Dans le cas présent, on voit apparaître ces évacuations rougeâtres, sanguinolentes, que j'ai déjà signalées au sujet de mes expériences sur les animaux.

Il est inutile de citer d'autres observations de ce genre, leur exhibition deviendrait fastidieuse ; il suffit de quelques faits types, dans lesquels les effets d'un médicament se manifestent avec leur *summum* d'énergie, pour donner une idée de nuances infinies, selon lesquelles des faits analogues ou identiques peuvent se produire. Les accidents de l'ordre de ceux que je viens de signaler sont vulgaires, mais il est rare qu'ils deviennent aussi intenses que le précédent; ils sont essentiellement passagers et temporaires ; jamais ils n'affectent une gravité réelle. Il faut noter en outre que les dispositions introduites dans la masse de la population par l'action des modifications extérieures, autrement dit, par la constitution atmosphérique, rendent à certaines époques les manifestations produites sur tel ou tel organe, plus fréquentes que dans d'autres. Ainsi, en 1846, la constitution régnante ayant prédisposé aux flux dyssentériques, peu de malades échappèrent aux coliques et au dévoiement pendant qu'ils faisaient usage des Eaux-Bonnes, même à des doses modérées.

J'ai dit que les effets des Eaux-Bonnes sur le tube intestinal étaient essentiellement temporaires; cependant, j'ai observé quelques malades chez lesquels l'usage des eaux sulfureuses de Bonnes, de Cauterets ou de Luchon, avait été suivi de diarrhées, de

4

constipations ou de douleurs qui s'étaient prolongées pendant cinq, neuf, onze et quinze mois après la cessation de l'emploi de ces mêmes eaux. Mais avant tout, il est vrai de dire que celles-ci n'avaient agi, dans la réalisation de ces accidents, que comme cau- ses occasionnelles à l'encontre de complications ma- ladives qui étaient dans l'imminence de se produire, et qui rentraient à titre de symptômes dans la cons- titution régulière de certaines maladies.

Ainsi, augmentation des sécrétions du foie, du poncréas et de la muqueuse intestinale, énergie plus grande de l'absorption chyleuse et des contractions du plan musculaire des intestins : coliques, hépatal- gie, évacuations alvines, liquides, muqueuses, quel- quefois sanguinolentes ; constipation plus ou moins opiniâtre ; parfois, cessation d'une constipation ou d'une diarrhée atonique ; tels sont les effets produits par les Eaux-Bonnes sur le tube intestinal, soit dans l'état de santé, soit dans l'état de maladie. Il faut faire remarquer ici, comme ailleurs, que cette symptomatologie constitue un tableau fictif, et que les symptômes les plus saillants ne représentent que les effets exagérés de l'usage des eaux, alors qu'on prend de très hautes doses de celles-ci, ou que les individus auxquels on les administre sont essen- tiellement prédisposés à voir se réaliser en eux cet ensemble de phénomènes pathologiques.

Comme appendice à l'action exercée par les Eaux- Bonnes sur le tube intestinal, je dois joindre les

effets produits sur le système vasculaire de l'extrémité inférieure du gros intestin. Il est fréquent de
voir des sujets chez lesquels une fluxion hémorrhoï-
dale a existé autrefois et se trouve supprimée depuis
un temps plus ou moins long ; il est fréquent, dis-je,
de voir cette fluxion se reproduire pendant l'usage
des Eaux-Bonnes. S'il n'existe qu'une simple prédisposition à l'établissement de cet acte pathologique,
celui-ci se produit pour la première fois. Un exemple
mettra ces faits complètement en lumière.

M. P..., âgé de 38 ans, d'une haute stature,
fortement constitué, d'un embonpoint encore considérable, contractait depuis longtemps des coryzas et
des bronchites avec la plus grande facilité. Un frère
et une sœur du malade avaient succombé à la phthisie pulmonaire. Ce dernier avait été affecté autrefois d'une fistule anale, qui avait été opérée et guérie
vingt ans auparavant ; lorsqu'il vint à Bonnes, il
était dans l'état suivant :

Voies respiratoires. — A peine un peu de toux le
matin, expectoration d'un très petit nombre de crachats muqueux, grisâtres, luisants et comme vitreux.
Il existait une douleur au niveau de l'angle inférieur
de l'omoplate gauche. Cette douleur s'irradiait des
deux côtés dans le moignon de l'épaule et jusque dans
le coude. Une sensation très pénible de pression se faisait sentir au niveau des deux omoplates et entre les
épaules. Les bras étaient le siège d'une chaleur inté-

rieure très vive Jamais le malade n'avait craché de
sang; il n'existait ni râles bulleux, ni craquements
secs ou humides. En avant, des deux côtés, l'inspiration était à l'expiration, pour l'intensité et pour
la durée, comme 8 : 8; le bruit respiratoire était
sec, rude, soufflant. Du côté gauche, au niveau des
fosses sus et sous épineuses, la respiration était obscure et difficile, le rapport de l'inspiration à l'expiration (intensité et durée) était comme 6 : 4. Il existait une matité relative très marquée dans la même
région. Le pouls donnait 80 pulsations par minute,
il n'était ni dur, ni résistant. Les bruits du cœur étaient
normaux.

Voies digestives. — Elles n'offraient rien qui fût
digne d'être noté.

Système nerveux. — Les fonctions de l'innervation
s'exerçaient avec régularité.

Voies genito-urinaires. — Elles étaient dans l'état
normal.

L'état général des forces, la nutrition étaient dans
un état relativement très satisfaisant.

Pendant trois jours, le malade prit un verre
d'eau sulfureuse; le quatrième jour il en but un
verre et demi; le septième, il en prit deux verres et
un quart; le dixième, il porta la dose à trois verres.
Jusqu'à ce moment aucun symptôme thoracique ne
s'était développé; mais déjà il s'était manifesté des

souffrances vers l'extrémité inférieure du gros intestin. Une chaleur vive se faisait sentir dans l'intérieur du fondement ; il y avait de la rougeur au pourtour de l'anus ; et lorsqu'on étalait à l'aide des doigts les plis rayonnés qui sont autour de cette ouverture, des mucosités puriformes s'échappaient de l'intérieur du *rectum*. Le quinzième jour, le malade buvait trois verres d'eau, les accidents pectoraux s'étaient amendés, les douleurs compressives qui existaient entre les deux épaules avaient disparu, les souffrances de l'anus, au contraire, étaient beaucoup plus intenses que les jours précédents.

Le dix-huitième jour, aux douleurs anales se joignirent de la dysurie, des ardeurs vives et une chaleur intense pendant l'émission des urines. Ces accidents se maintenaient au moins une demi-heure après la miction.

Le dix-neuvième jour, le malade allant à la garde-robe, éprouva en rendant des matières demi-molles, des douleurs très vives à la marge de l'anus, et ressentit dans l'extrémité inférieure du *rectum* une chaleur si intense, qu'il comparait le passage des matières fécales à celui d'un fer chaud. Il ne s'écoula point de sang : une selle avait été rendue à onze heures du matin, et la douleur rectale existait encore, mais notablement amoindrie, à six heures du soir. Le malade éprouvait, en outre, un prurit très intense sur toute la périphérie du corps ; il était arrivé, ainsi que je l'ai dit, à prendre trois verres d'eau dans les vingt-quatre heures , et jamais il ne dépassa cette quantité ; il avait aussi pendant les derniers huit jours fait usage de bains de pieds sulfureux, pris à l'établissement. Il n'avait eu recours à aucun médicament.

Les malades atteints de fistules anales éprouvent souvent pendant l'usage des eaux des douleurs vives à la marge de l'anus, une inflammation du trajet plus ou moins sinueux de la fistule et une augmentation de la suppuration fournie par la solution de continuité.

Un malade , affecté d'une laryngite chronique et d'une phthisie tuberculeuse arrivée au commencement de sa seconde période , se rendit aux Eaux-Bonnes en 1846. En outre de sa maladie principale , il portait depuis deux ans une fistule anale. Or, dès qu'il eut pris pendant huit jours un verre d'eau le matin et un second verre le soir, des douleurs vives se déclarèrent au niveau du trajet fistuleux , surtout pendant et après les efforts de défécation. Du pus s'écoulait par l'orifice externe de la fistule, plus abondant qu'avant l'usage des eaux. Les douleurs ne se maintinrent très intenses que durant quatre jours ; l'exagération de la suppuration persista au contraire beaucoup plus longtemps.

Un second malade éprouva , pendant l'administration des Eaux-Bonnes , des ardeurs intolérables à l'anus et dans la partie inférieure du rectum à la hauteur de deux pouces ; lorsqu'il allait à la selle, et même lorsqu'il marchait, un bourrelet hémorrhoïdal compliqué d'une chute de l'intestin faisait saillie à l'extérieur. Ayant introduit mon doigt dans le rectum, je trouvai en arrière, vers le coccyx, des indurations proéminentes et arrondies, et au centre de ces parties indurées une ulcération à bords élevés et calleux. Avant l'usage des Eaux-Bonnes, le malade éprouvait à peine de légères douleurs dans le fonde-ment, lorsqu'il allait à la selle.

Chez un troisième malade, une fistule anale exis-tait depuis un mois seulement, lorsqu'il arriva aux Eaux-Bonnes. Il avait déjà fait usage chez lui des eaux transportées. Dès le début, il en avait pris deux verres, et le même jour il avait éprouvé des dou-leurs vives au niveau du trajet fistuleux, absolument indolore la veille et les jours précédents Arrivé à Bonnes, il but seulement un demi-verre d'eau sul-fureuse chaque matin; mais cette faible dose suffit pour ramener très promptement une exacerbation de la douleur anale. Toutefois, au bout de quelques jours, le malade arriva à doubler la dose qu'il avait prise dès le début; et pendant une semaine, il s'en tint à cette quantité. Mais ayant voulu plus tard boire un verre et demi d'eau minérale, il lui survint de la diarrhée et des douleurs si violentes dans le tra-jet de la fistule et au niveau de l'extrémité inférieure du rectum, qu'il fut obligé de garder le lit pendant sept jours. Ces accidents furent dissipés par l'appli-cation de quelques sangsues à l'anus, par l'usage de la décoction blanche de Sydenham, et par des quarts de lavements émollients et narcotiques.

Cette action modificatrice puissante, exercée sur les solutions de continuité anciennes et ulcéreuses par les Eaux-Bonnes prises exclusivement en boisson, explique très-bien comment l'usage interne de ces eaux, combiné avec les bains et les injections, a pu entre les mains de Bordeu guérir les ulcères atoniques et les fistules anales invétérées.

Action des Eaux-Bonnes sur les organes respiratoires. — Je n'ai guère rencontré de malades qui fissent un usage régulier des Eaux-Bonnes, et qui ne fussent pas atteints d'une maladie de l'arrière-gorge, du larynx, des bronches ou du parenchyme pulmonaire. Dans le moment actuel, ces eaux sont exclusivement fréquentées par des individus affectés de maladies thoraciques. Une seule fois il m'a été donné d'observer à Bonnes un homme qui, s'étant soumis à l'usage des eaux, présentait une poitrine exempte de toute altération. Cet homme n'avait d'ailleurs contracté dans le cours de sa vie qu'une bronchite de médiocre intensité. Cédant uniquement à ses seules inspirations, il but huit verres d'eau dès le premier jour ; quatre jours plus tard il en buvait dix. Arrivé au dixième jour de cette expérience, il éprouva un peu de toux sèche ; les jours suivants, cette toux augmenta d'intensité. Le quatorzième jour, la toux continuait, mais il existait en outre au niveau du larynx et de la trachée-artère, une douleur assez vive accompagnée d'une sensation de chaleur et d'érosion. Il est évident que, chez cèt homme bien portant et non prédisposé à des maladies thoraciques, l'eau de Bonnes, prise dès le début à une dose élevée, avait manifesté son affinité élective pour les organes respiratoires, en suscitant les symptômes que je viens de signaler.

Les malades que l'on observe aux Eaux-Bonnes peuvent être divisés en deux classes. Ceux de la première, quoique soumis à l'action de ces eaux, n'éprouvent aucune modification appréciable, imputable à cet agent médicamenteux, si ce n'est que chez un certain nombre d'entre eux il survient graduellement et sans secousse une amélioration plus ou moins marquée de la maladie dont ils se trouvent atteints. Chez quelques autres, il ne survient ni amélioration, ni aggravation, ni modification quelconque des symptômes fournis par les organes respiratoires. Cette absence de toute modification appréciable, imputable à l'action de l'eau sulfureuse, ne peut guère s'expliquer que par la précaution que prennent ordinairement les médecins d'administrer cette eau à doses très fractionnées, progressivement croissantes, et par l'admission forcée de certaines constitutions peu impressionnables, et qui restent réfractaires à l'action de cet agent médicamenteux.

Si on met à part ces deux catégories de malades, catégories qui sont peu nombreuses lorsqu'on les

compare à la troisième , on trouve que les symptômes actuellement existants s'aggravent momentanément , et que ceux qui avaient disparu depuis un
temps plus ou moins long, se réveillent pour se mon-
trer de nouveau.

Souvent l'arrière-gorge et le larynx donnent simultanément des signes de souffrance. On voit se
développer de l'ardeur et de la chaleur dans le go-
sier , dans l'appareil vocal proprement dit , et quelquefois dans la cavité buccale elle-même. Ces symptômes ne se bornent pas ordinairement aux parties
ci-dessus désignées ; et par leur manifestation au niveau du cou, et immédiatement en arrière de la partie supérieure du sternum , ils dessinent le trajet de
la trachée-artère. Assez fréquemment le malade
éprouve dans cette dernière région des picotements,
des titillations qui le portent invinciblement à tousser;
quelquefois il survient une véritable angine spécifique , caractérisée par des ardeurs dans l'arrière-
gorge, de la difficulté à avaler, de la chaleur, de la
cuisson et de la douleur. L'inspection des parties
souffrantes montre les amygdales rouges , saillantes,
égalant en volume le pouce ou une grosse amande ;
le voile du palais, la luette et la paroi postérieure du
pharynx offrent encore le même aspect. Chez un
malade dont la bouche avait présenté en divers points
et à plusieurs reprises de la rougeur, de la tuméfaction, des érosions et même des ulcères assez profonds,
l'usage des Eaux-Bonnes produisit l'effet suivant :

Dès le quatrième jour de l'administration de ces eaux, la cavité buccale et le pharynx étaient fluxionnés, irrités et de couleur violacée ; la mastication était à peu près impossible du côté droit. Bientôt, il survint un ptyalisme assez abondant, caractérisé par un crachotement continuel : l'année suivante (1846), le malade retourna aux Eaux-Bonnes, et voici encore ce qui se passa. Le premier jour, il prit seulement un verre d'eau, le lendemain il en but deux, et jamais il ne dépassa cette dose. Mais à peine était-il soumis depuis cinq jours à cette médication, que des ulcérations à bords sinueux et à fond blanchâtre se dessinèrent à la face inférieure et sur le bord gauche de la langue. Or, ces ulcérations qui s'étaient montrées avec des caractères identiques l'année précédente étaient depuis huit mois complètement cicatrisées.

Assez souvent la douleur laryngée suscitée par l'usage des eaux, est accompagnée d'efforts de toux répétés, tendant à expulser des grumeaux ténus et arrondis de matière muqueuse grisâtre ou muco-purulente. Il est enfin des malades affectés de laryngite chronique avec ou sans désorganisation des parties constituantes de l'organe de la voix, chez lesquels une recrudescence vive de la maladie cause des douleurs intenses, accompagnées d'une difficulté plus ou moins grande du passage de l'air au travers de la glotte.

Les symptômes fournis par l'appareil respiratoire

proprement dit sont la dyspnée , la toux , l'expectoration , l'hémoptysie et la douleur.

Dyspnée. — La respiration difficile et laborieuse se
rattache à l'existence du plus grand nombre des maladies des bronches ou du parenchyme pulmonaire ;
ce symptôme est assez souvent exaspéré , au moins
temporairement , par l'usage des eaux. J'ai vu un
malade affecté d'une bronchite chronique compliquée d'emphyseme pulmonaire , né pouvoir prendre
un demi, ni même un quart de verre d'eau de Bonnes sans éprouver, surtout la nuit, des accès de
suffocation. Les choses étaient poussées à ce point ,
qu'il était obligé , en proie à une orthopnée intense,
de rester assis sur un fauteuil ou pour le moins de
tenir la tête et le tronc redressés au moyen d'un
oreiller.

Toux. — La toux augmente souvent dès les premiers jours de l'usage des Eaux-Bonnes , quels que
soient d'ailleurs son caractère et sa nature , qu'elle
soit sèche ou grasse , continue ou quinteuse , spasmodique ou inflammatoire , etc. , etc.

Expectoration. — L'expectoration devient plus
abondante en même temps qu'elle est ordinairement
rendue plus facile. Il s'opère donc une sécrétion plus
copieuse de mucus ou de matière purulente à la surface des voies aériennes. En outre , s'il existe des
tubercules qui tendent au ramollissement, celui-ci

se trouve accéléré. On comprend comment en ce cas l'expectoration peut être considérablement accrue ; c'est alors de la matière tuberculeuse mélangée à une plus ou moins grande quantité de mucosités bronchiques qui se trouve éliminée.

Hémoptysie. — L'hémoptysie n'est le plus souvent qu'une complication ou un symptôme des maladies du poumon ou du centre circulatoire. Elle se manifeste par une exhalation sanguine, qui varie, pour son intensité, depuis quelques stries de sang dessinées sur les crachats, jusqu'à de véritables hémorrhagies caractérisées par l'expuition d'un sang spumeux et rutilant. Il arrive assez fréquemment que de simples stries de sang se montrent dans les crachats des malades irritables, chez ceux surtout qui ont eu déjà des hémoptysies à diverses reprises, avant de faire usage des eaux. Il est quelques cas enfin où l'hémorrhagie pulmonaire devient considérable et inquiétante ; aussi faut-il être très circonspect dans l'administration des eaux, ainsi que je le dirai plus tard, lorsqu'on a affaire à des malades chez lesquels les mouvements fluxionnaires sont faciles à susciter, et chez lesquels surtout le *molimen* hémorrhagique est venu une ou plusieurs fois aboutir aux organes respiratoires.

Douleur. Les douleurs qui, comme on le sait, peuvent occuper les diverses parties du thorax, sont augmentées ou réveillées par l'usage des Eaux-

Bonnes Tantôt ces douleurs sont interscapulai-
res , tantôt posternales ; tantôt elles siègent vers
le défaut des omoplates et s'irradient de ce point
vers le moignon de l'épaule et jusques dans les bras
et les avant-bras. Il est des cas où ces douleurs récentes ou anciennes ont un siège fixe qu'elles n'a-
bandonnent pas et qu'elles n'ont jamais abandonné.
Il en est d'autres au contraire où ces douleurs sont
mobiles et quittent un point du thorax pour se manifester dans un autre ; il est fréquent de voir ces douleurs s'exaspérer , il n'est même pas très rare de leur
voir prendre une intensité remarquable pendant
l'usage des eaux. En outre , des douleurs depuis
long-temps éteintes reparaissent, et des douleurs qui
n'avaient jamais existé se font sentir pour la première fois.

Action des Eaux-Bonnes sur la peau. — Tous les
médecins physiologistes (je n'entends pas désigner
par cette qualification les partisans de la doctrine de
l'irritation) , sont d'accord pour proclamer l'importance des fonctions excrétoires de l'organe cutané ,
fonctions dont l'exercice est tellement indispensable,
que si elles viennent à être suspendues d'une manière
radicale , la vie ne saurait se maintenir , même pendant un petit nombre de jours. On peut juger par là
qu'il n'est pas indifférent de savoir qu'elle est l'action
exercée par les Eaux-Bonnes sur le tégument extérieur. Or , j'ai constaté que de la moiteur et même

une sueur prononcée se manifestaient quelquefois pendant l'usage des eaux.

Un malade fortement constitué, exempt de phthisie tuberculeuse et affecté seulement d'angine chronique indolore, caractérisée par de la rougeur dans l'arrière gorge, une médiocre tuméfaction des amygdales et un certain degré de raucité de la voix, prit les Eaux-Bonnes en 1845. Il était très sensible à l'action du froid, contractait facilement des coryzas et transpirait abondamment lorsqu'il faisait de l'exercice. Il arriva au bout de peu de temps à prendre une grande quantité d'eau : il en buvait jusqu'à huit verres par jour. Sous l'influence de la médication sulfureuse, les sueurs devinrent excessives ; elles se manifestaient, non-seulement au lit, mais encore pendant la journée, au milieu du repos le plus absolu. Le malade interrogé sur le point de savoir si ces sueurs étaient plus prononcées qu'avant l'usage des eaux n'hésita jamais à répondre qu'elles étaient beaucoup plus copieuses. En même temps que l'éphydrose s'était ainsi développée avec une grande intensité, un prurit très vif s'était manifesté sur toute la surface du corps. Un autre malade m'a offert, en 1846, des phénomènes exactement semblables. Il était, d'ailleurs, affecté de tubercules crus, surtout dans la moitié supérieure du poumon droit, et avait éprouvé deux mois auparavant une hémoptysie considérable.

Loin d'augmenter toujours les sueurs, l'usage des

Eaux-Bonnes les diminue quelquefois ou les supprime entièrement. M. P....., doué d'un tempérament lymphatique très prononcé, en proie à un éréthisme nerveux engendré par de grands travaux et des émotions morales tristes, suait abondamment et facilement avant de venir aux Eaux-Bonnes. Après avoir fait usage de ces eaux pendant un mois, à la dose de trois verres, il vit ses sueurs disparaître presque complètement. Chez ce malade, les fonctions digestives s'étaient considérablement améliorées ; les forces s'étaient jusqu'à un certain point reproduites ; la nutrition avait retrouvé une certaine énergie. Un catarrhe chronique, accompagné d'une expectoration abondante, s'était dissipé. Il restait des tubercules à l'état de crudité. L'augmentation de la tonicité générale avait évidemment amené la diminution des sueurs liées à l'asthénie.

Ces observations, à défaut d'expériences directes, qu'il serait très difficile d'instituer, nous autorisent à induire que l'énergie de la transpiration insensible doit augmenter sous l'influence de la médication hydro-sulfureuse. Un fait qui résulte assez fréquemment de l'interrogatoire subi par les malades qui prennent les Eaux-Bonnes depuis un certain temps, ou qui les ont prises pendant les saisons précédentes, c'est que leur sensibilité aux variations atmosphériques a diminué ou disparu. Dès-lors, il est logique de conclure que l'action tonique et périphérique de ces eaux a imprimé à la circulation capillaire, ou, pour mieux dire , à la vitalité du derme , une force toute nouvelle.

Comme conséquence de ce transport de l'énergie vitale du centre à la circonférence , on voit apparaître diverses éruptions cutanées dont la fluxion est toujours l'élément fondamental , mais dont la forme est variable , soit parce que les Eaux-Bonnes n'agissent qu'à titre de cause provocatrice réveillant une diathèse latente, soit parce qu'une affection pathologique peut se manifester par des éruptions dont le caractère anatomique est très variable. Je n'ai qu'à signaler à l'appui de cette assertion les affections syphilitique et scrophuleuse , lesquelles peuvent avoir pour phénomène d'expression des éruptions cutanées très différentes , quant à la lésion élémentaire qui les constitue , mais identiques , quant au fond, en tant qu'elles relèvent d'une modification unique de l'organisme vivant.

Ce n'est pas que je prétende d'une manière absolue que le soufre et ses préparations ne puissent pas produire une éruption caractéristique de ce que je pourrais appeler l'*affection sulfureuse ;* je crois , au contraire , avoir déterminé sur moi-même , en me soumettant pendant quelque temps à l'action de petites doses de fleurs de soufre réduites en poudre impalpable , une éruption pustuleuse interdigitale , qui différait essentiellement de toutes les éruptions connues ; mais comme je n'ai observé ce fait que sur moi seul et une fois seulement , je ne puis lui accor-

der la valeur d'une vérité démontrée. D'ailleurs, je
ne l'ai pas obtenu à l'aide des divers ingrédients qui
minéralisent les Eaux-Bonnes ; et dès-lors, il serait
inopportun de le signaler plus longuement ici et de
lui attribuer une importance qu'il n'a pas. Je me
bornerai à dire, pour rentrer dans la question que
je traite, que j'ai vu chez divers sujets soumis à l'u-
sage des Eaux-Bonnes, survenir l'eczema, l'acné,
l'herpès préputialis, l'impétigo, l'urticaire et quelques éruptions pustuleuses dont l'une se rapprochait
de la varicelle par les caractères particuliers qu'elle
présentait. Certains malades éprouvent, après avoir
fait usage des eaux, pendant un temps plus ou moins
long, des cuissons vives, des démangeaisons, des
picotements sur diverses parties du corps, à tel point
qu'il leur semble quelquefois qu'ils ont été mordus
par un grand nombre d'insectes ; chez quelques-uns,
les picotements existent sur toute la surface de la
peau, sans qu'on puisse apercevoir aucune trace
d'une éruption cutanée quelconque. Dans quelques
circonstances, des vésicatoires presque desséchés s'a-
niment, rougissent et fournissent de nouveau une
sécrétion abondante. Il en est de même des cautères.
Telles sont les modifications apparentes qui prouvent
l'action des Eaux-Bonnes sur le système dermoïde.

*Action des Eaux-Bonnes sur les organes génito-
urinaires.* — Les Eaux-Bonnes agissent sur les voies
urinaires, premièrement, comme toutes les boissons

aqueuses, en augmentant dans un temps donné la
sécrétion des reins d'une manière proportionnelle à la
quantité du liquide ingéré ; secondement, elles agissent en raison des propriétés médicamenteuses, dont
nous avons vu déjà les effets se manifester sur toutes
les membranes muqueuses.

On n'ignore pas que les boissons aqueuses, prises
en grande quantité, amènent une diurèse abondante,
et que l'urine, qui est éliminée, entraîne avec elle,
quelle que soit sa limpidité et sa transparence,
une certaine quantité de détritus organiques. Or,
cette soustraction des molécules constituantes des
tissus, mérite, en tant que modifiant profondément
l'organisme et préparant une rénovation de l'économie, une attention spéciale. Je ne doute nullement
que dans les traitements hydro-thérapiques affectés
à la curation de certains états diathésiques de la constitution, la grande quantité d'eau absorbée d'abord
par la muqueuse gastro-intestinale, et expulsée plus
tard par les reins, ne contribue puissamment à modifier la crase des fluides et des solides par suite de
l'élimination des résidus organiques entraînés par les
urines.

Les Eaux-Bonnes ne sont pas administrées, surtout aujourd'hui, en assez grande quantité, pour
que, considérées comme liquide simplement aqueux,
elles puissent produire des changements appréciables
dans la composition des fluides et des solides du corps
humain. Néanmoins, elles donnent assez souvent

des signes non équivoques de leur action sur les
organes uropoïetiques et génitaux , et les résultats
qu'elles produisent dans ce cas sont évidemment dùs
à leur activité médicamenteuse.

Un fait qui ne saurait laisser des doutes touchant
l'influence des Eaux-Bonnes sur l'appareil urinaire ,
est le suivant. Les individus dont cet appareil a été
ou est encore en proie à des maladies de nature phlegmasique ou irritative , ne manquent guère de voir les
symptômes qui existaient autrefois se reproduire , ou
ceux qui existent actuellement s'aggraver sous l'influence de l'action de ces eaux. J'ai vu plusieurs fois
des malades affectés de cystalgie , de catarrhe chronique de la vessie ou du col de cet organe , éprouver
une exacerbation de leurs souffrances habituelles.
J'en ai vu d'autres chez lesquels des maladies identiques avaient à peu près disparu , ou du moins ne
se manifestaient que d'une manière très obscure ,
éprouver de nouveau des accidents qui acquéraient
un certain degré d'acuité.

- M. D. faisait usage des Eaux-Bonnes depuis trois
jours seulement , et n'avait bu qu'un verre d'eau
chaque matin , lorsqu'il éprouva en urinant des
ardeurs intolérables. Les urines étaient rares et rouges
comme du sang. Le malade avait eu autrefois deux
blennorrhagies, dont il ne gardait aucun ressentiment
appréciable. Ces ardeurs d'urine se maintinrent pendant deux jours La diarrhée était survenue en même
temps ; toutes les fois que les matières fécales

étaient excrétées, il semblait à ce malade que du feu s'échappait au travers du fondement.

M. B... avait fait usage des Eaux-Bonnes à plusieurs reprises et toujours avec succès pour combattre une maladie catarrhale des bronches. Dans l'intervalle d'une saison à l'autre, pendant l'hiver de 1844, il éprouva tous les symptômes d'une cystalgie très prononcée : Douleurs crampoïdes dans la région de la vessie, besoins fréquents d'uriner, dysurie, urines claires et transparentes ; tels avaient été les phénomènes observés. Sous l'empire de remèdes appropriés, et surtout sous l'influence des chaleurs de l'été, les symptômes de la maladie vésicale disparurent et M. B... ne se levait plus pendant la nuit pour uriner. Au mois d'août 1845, il revint à Bonnes et y prit les eaux, d'abord à la dose de deux verres et bientôt à la dose de trois verres par jour. Le septième jour, à dater du début du traitement, le malade éprouva des ardeurs brûlantes en urinant, des douleurs vives dans la région hypogastrique, des besoins incessants de rendre les urines, des chaleurs et des pesanteurs au fondement, etc., etc. J'ai pu constater aussi que les blennorrhagies chroniques étaient vivement exaspérées par l'action des Eaux-Bonnes administrées exclusivement en boisson. J'ai vu chez un certain nombre de femmes des écoulements vaginaux, habituels et indolores, prendre une intensité toute nouvelle.

L'effet produit sur le système générateur de l'hom-

me et de la femme n'est pas moins évident. J'ai constaté souvent que pendant l'usage des Eaux-Bonnes
les désirs vénériens se réveillaient beaucoup plus
énergiques qu'à l'ordinaire ; que des évacuations
spermatiques, acccompagnées de rêves lascifs, s'opéraient pendant le sommeil. En outre, il n'est pas
rare de voir l'écoulement menstruel, atténué ou suspendu, se rétablir chez certaines femmes, tandis que
chez quelques autres bien réglées, cet écoulement
acquiert momentanément une intensité inaccou-
tumée. Il serait possible de signaler quelques faits
contraires à cette dernière assertion. Je puis citer
l'exemple de deux femmes, la mère et la fille, qui
faisant usage des Eaux-Bonnes en même temps,
éprouvèrent une diminution très marquée dans la
quantité de sang excrété pendant la période menstruelle Toutes deux étaient douées d'un tempérament lymphatique très prononcé. La fille, âgée de
16 ans, avait des menstrues exagérées, qui n'étaient
nullement en rapport avec les besoins de sa constitution et l'énergie présumée de ses facultés génératri-
ces. Ces pertes ne pouvaient donc qu'être nuisibles
en entraînant une débilité considérable. L'usage des
Eaux-Bonnes, loin d'augmenter l'intensité de cette
perte sanguine, eut pour résultat de la diminuer.
L'écoulement menstruel ne paraissait pas trop intense chez la mère ; néanmoins un effet identique à
celui produit chez la fille se manifesta en elle.

Ceci doit nous rappeler qu'Antoine Bordeu avait

constaté que l'usage des Eaux-Bonnes guérissait certaines hémorrhagies utérines. La lecture d'un exemple remarquable rapporté par cet auteur, prouve que ces eaux peuvent guérir des métrorrhagies développées chez des femmes en proie à l'asthénie et débilitées profondément par des pertes sanguines répétées.

Si nous récapitulons ce que je viens de dire touchant les effets produits par l'usage des Eaux-Bonnes, nous voyons que les forces générales sont augmentées, que l'agilité est plus grande, que le sommeil est agité, que l'intelligence est plus active. Les battements du cœur deviennent plus nombreux et plus forts; le pouls est plus ample, plus fréquent et plus dur; les règles et le flux hémorroïdal coulent plus abondamment, se manifestent pour la première fois ou se rétablissent, s'ils ont été précédemment supprimés. Le mouvement hémorrhagique se dirige du centre vers les surfaces, le sang s'échappe par les fosses nasales, par les bronches, etc., etc.; l'appétit devient énergique, le plan musculaire intestinal se réveille de sa torpeur ou exagère sa puissance contractile. Deux grands systèmes continus de l'économie humaine, ceux en qui se concentre plus spécialement la vie, le système nerveux et le système circulatoire, ont évidemment subi, dans les forces qui les animent, une modification qui se manifeste par une exagération de leur activité normale. Les sécrétions sont à leur tour profondément modifiées; l'exhalation cutanée augmente ; il en est de même de l'excrétion urinaire. Les muqueuses se fluxionnent et rougissent, les flueurs blanches, les catarrhes nasal, laryngé, bronchique, prennent momentanément une intensité nouvelle, l'expectoration devient plus abondante, des sécrétions pathologiques de la peau se créent, se rétablissent ou s'exagèrent.

En face de tous les changements introduits par l'usage des Eaux-Bonnes dans l'économie humaine, il est impossible de ne pas reconnaître que l'action dynamique de ces eaux est une action hypersthénisante ; mais je ne crois pas que la stimulation exercée par elles, rende raison de tous les changements qu'elles opèrent dans la curation des maladies. Il est incontestable, en effet, que tout médicament doué d'une certaine énergie agit tôt ou tard sur les forces de l'économie, les exalte ou les déprime. Cette dépression ou cette exaltation des forces, qui n'implique de changement que dans leur degré, constitue ce que Rasori et ses disciples ont désigné sous le nom d'action dynamique des médicaments. Si on adopte à priori cette idée systématique, savoir : que la cause inconnue qui a créé le corps vivant, qui le maintient dans l'état de santé et qui le guérit dans l'état de maladie, n'est susceptible d'être modifiée que dans son intensité, toutes les recherches entreprises sur l'action des médicaments les plus divers n'aboutiront qu'à nous faire constater des différences dans les propriétés stimulantes ou contro-stimulantes de ces derniers.

A ce point de vue, l'intensité des forces de la vie
étant une fois constatée dans le sujet soumis à la médication, il ne reste plus qu'à déterminer si l'action
de l'agent médicamenteux a déprimé ou exalté la
manifestation de ces forces envisagées dans leur ensemble, ou étudiées plus spécialement dans un appareil organique. Cette manière de considérer les effets
d'un agent thérapeutique dérive directement, ainsi
que je viens de le dire, de la théorie du dynamisme
rasorien ; mais alors même que considérée comme
expression d'un fait général, cette dernière serait
fondée en raison, elle ne nous livrerait que la moitié de la vérité, parce qu'à côté de la modification
quantitative des forces, apparaît non moins importante leur modification qualificative.

Peut-on supposer, en effet, que l'ensemble des
agents médicamentaux dont dispose la thérapeutique
n'agit que de deux manières, soit en élevant, soit
en abaissant le degré de vitalité du tout ou de la
partie. Avant tout, un médicament considéré dans
son action intime et dans ses effets apparents et sai-
sissables, constitue une individualité. Quelques-uns
des agents les plus héroïques de la matière médicale
sont même décorés à juste titre du nom de spécifiques à l'encontre de telle ou telle affection pathologique. On peut très-bien distinguer dans les effets
d'un médicament l'action dynamique et l'action spécifique. Chacun sait que donnés à des doses suffisantes, les sels à base de quinine sont essentielle-

ment hyposthénisants, et arrivent jusqu'à plonger
les malades dans un état analogue à l'état typhoïde
Personne n'ignore en même temps , que tout élément périodique des maladies trouve son agent neu-
tralisant le plus énergique dans ces mêmes sels qui-
niques, qui certes n'auraient pas la vertu de combattre la périodicité, s'ils n'étaient doués que de leur
action hyposthénisante. Mais là ne se borne pas la
puissance curative du sulfate de quinine ; car il résulte des observations les plus récentes , que ce
même sel est le spécifique des fièvres miasmatiques ,
qu'elles soient intermittentes, rémittentes ou ataxiques malignes continues. Or donc , dans le seul sulfate de quinine résident trois propriétés bien constatées aujourd'hui : 1º une propriété contro-stimulante
qui le rend apte à combattre avec plus ou moins
d'efficacité certaines maladies inflammatoires ; 2º
une propriété neutralisante du miasme fébrile constitué par les émanations paludéennes ; 3º enfin ,
une propriété qui fait qu'on l'oppose avec succès à
toutes les maladies dans la constitution desquelles
existe un élément périodique bien tranché.

Quand le plomb , l'iode, l'antimoine, le fer , le
soufre , l'or , le mercure , le quinquina ont agi profondément sur l'ensemble de l'économie et l'ont sa-
turée à ce point qu'il existe une véritable affection
médicamenteuse traduite par un appareil de symptômes corrélatif à l'action de chaque médicament ;
croit-on que celui qui n'envisage comme résultat de

cette action que la modification la plus générale de la force vitale exprimée par l'exaltation ou l'affaissement des fonctions organiques ; croit-on , dis-je , que celui-là a considéré dans les effets du médicament tout ce qu'il y a d'important , ce qu'il y a surtout de plus caractéristique , ce qui fait que ce médicament agit en tant qu'il est lui , et non en tant qu'il est autre ? Si le soufre et ses préparations excitent , si le fer excite , si l'or et l'iode excitent encore (1) ; pourquoi le fer seul guérit-il l'affection chlorotique , tandis que l'or, évidemment bien plus stimulant que ce dernier , est impuissant à guérir cette même affection ; et *vice versâ* si tous ces médicaments sont contro-stimulants, pourquoi le résultat signalé reste-t-il encore le même ? Si le mercure ne guérit la syphilis que par son action hyposthénisante , pourquoi tant d'autres remèdes du même ordre, tels que le nitre , le tartrate antimonié de potasse , etc. , etc., ne la guérissent-ils pas également ? Vouloir faire absorber les propriétés spécifiques des médicaments par leurs facultés dynamiques apparentes, c'est aller contre des faits observés depuis mille ans , et qui se répètent tous les jours.

Pourquoi le soufre a-t-il été considéré depuis des

---

(1) D'après l'expérimentation de l'école rasorienne , les médicaments que je viens de citer hyposthénisent au lieu de stimuler ; mais l'observation impartiale ne saurait me permettre d'accepter de pareils résultats.

siècles comme un spécifique des maladies chroniques de la poitrine, comme un agent doué d'une affinité élective póur les organes contenus dans cette cavité? Pourquoi n'a-t-on pas cessé d'employer depuis si longtemps les préparations sulfureuses dans le traitement des maladies de nature herpétique, quel que soit le siège qu'elles occupent? Pourquoi le soufre passe-t-il pour un spécifique de l'affection hémorroïdale, etc., etc.? Parce que l'expérience clinique, à l'exclusion de toute théorie, a consacré l'utilité de ces agents thérapeutiques dans les circonstances précitées.

Selon le plus grand nombre des médecins de nos jours (et je partage cette opinion), la spécificité envisagée dans ses rapports avec la modification occulte que chaque médicament héroïque établit derrière le masque d'une symptômatologie variable, domine la thérapeutique; ce qui équivaut à dire, qu'à côté de l'action dynamique du médicament, existe le plus souvent une autre action plus importante que cette dernière; savoir : l'action curatrice spécifique. Les Eaux-Bonnes ne peuvent pas faire exception à cette règle.

INDICATIONS DE L'ADMINISTRATION DES EAUX-BONNES.

La thérapeutique est la science des indications : or, un médicament étant donné, et tous ses modes d'agir étant connus, on peut arriver à déterminer les circonstances générales qui légitiment ou nécessitent son emploi :

1° Par la notion d'un certain ordre de maladies dont les caractères essentiels dépendent d'une condition dynamique, opposée à celle que le médicament est lui-même susceptible de produire : les contraires sont combattus par les contraires.-

2° Par la connaissance expérimentale de certains effets perturbateurs agissant plus ou moins dans le sens de l'aggravation temporaire des souffrances actuelles, mais destinés à s'évanouir ensuite avec la maladie elle-même : les semblables sont combattus par les semblables.

3° Par l'observation empirique des faits, laquelle nous force à admettre que certains agents modificateurs annihilent des états morbides déterminés, à l'aide de procédés curatifs qu'il nous est encore impossible d'expliquer d'une manière satisfaisante ; il s'agit ici de la médication spécifique.

Ainsi, nous attaquons les contraires par les contraires, les semblables par les semblables, les maladies spécifiques par des agents spécifiques comme elles. Ces trois indications générales peuvent être remplies par les eaux sulfureuses et par les Eaux-Bonnes en particulier, dans le traitement des maladies. Cette assertion sera légitimée par les considérations au moyen desquelles j'établirai bientôt l'indication ou la contre-indication de ces eaux. Je crois inutile d'annoncer que tout ce que j'avancerai dans le chapitre qui suit, au sujet de l'opportunité de la médication sulfureuse, se rapporte à peu près exclusivement au traitement des maladies thoraciques et laryngées. J'ai déjà dit que ces maladies étaient les seules qui fussent dirigées sur les Eaux-Bonnes. En outre, je ne dois pas omettre de dire, qu'au sujet de la détermination des indications et des contre-indications, j'ai adopté des formules générales, et que je les ai déduites de considérations tirées de la nature, de la marche, de la période, des causes, du siége des maladies, etc., etc. J'ai adopté cette méthode pour éviter les répétitions fastidieuses qui n'auraient pas manqué de s'introduire dans ce travail, si j'avais parlé de la thérapeutique de chaque maladie en particulier.

Indication tirée de la nature de la maladie. — L'action dynamique des Eaux-Bonnes est stimulante. Cette première proposition nous démontre déjà que ce médicament s'adressera avec avantage à cet état de l'économie que l'on a désigné sous les noms d'asthénie, de relâchement des solides, de laxité de la fibre élémentaire, etc., à condition surtout que cette débilité sera essentielle ; c'est-à-dire qu'elle ne pourra pas être considérée comme le symptôme d'une lésion organique, ayant son siége dans un viscère dont l'activité normale est prochainement nécessaire au maintien de l'existence.

Le manque de ton et d'énergie vitale, coïncidant avec des modifications corrélatives des solides et des fluides, état que l'on retrouve surtout chez les tempéraments éminemment lymphatiques et doués de peu de plasticité organique, telle est la condition vicieuse de la vie que je considère devoir être combattue avec succès par les Eaux-Bonnes. Elles seront utiles dans l'apepsie et la dyspepsie liées à un état de débilité générale ou locale, lorsque des évacuations exagérées, des excès de masturbation ou de coït auront ruiné les forces, mais toujours à cette condition, qu'aucune lésion organique avancée ne se soit encore réalisée sous l'influence de ces causes. Je ne connais pas de plus puissant tonique dans ces cas que les eaux sulfureuses coupées selon les indications avec le lait d'ânesse, ou une infusion de quinquina. Sous l'influence de ce remède, les forces digestives débilitées reprennent leur énergie en même temps qu'une tonicité et une plasticité nouvelles se manifestent dans l'ensemble de la constitution. C'est dans les cas de ce genre que la contractilité plus ou moins abolie du plan musculaire du tube digestif se réveille, que la constipation entretenue par l'inertie des intestins se dissipe. C'est donc lorsqu'il est indiqué d'augmenter la somme des forces et de stimuler le système nutritif au moyen d'une alimentation plus substantielle que ne le permet l'inertie actuelle de l'estomac et du reste des voies digestives; c'est dans certains cas de phthisie pulmonaire développée chez des sujets très lymphatiques ou scrofuleux, que les Eaux-Bonnes présentent une précieuse ressource.

Cette médication stimulante hâte l'apparition du flux menstruel ou en régularise et complète l'écoulement. Combinée avec les ferrugineux, elle peut rendre des services signalés dans la cure de l'affection chlorotique. S'il existe des flux muqueux ou muco-purulents subordonnés à un état de faiblesse et de relâchement, tels que des gastrorrhées, des flueurs blanches, des diarrhées atoniques, des bronchorrées, etc., etc., ils seront avantageusement combattus par les propriétés stimulantes des Eaux-Bonnes Toutes les fois donc qu'une maladie pourra être rattachée à un état de faiblesse générale ou locale de la constitution, et que cette maladie ne présentera pas comme élément matériel une désorganisation étendue et avancée d'un viscère important, les eaux auront les plus grandes chances d'améliorer la situation ou de rétablir la santé.

Indication tirée de la marche et de la durée de la maladie. — Les Eaux-Bonnes ne sont pas indiquées dans le traitement des maladies aigües, qui sont toutes plus ou moins pyrétiques. La fluxion active, la fièvre, l'inflammation contre-indiquent l'usage d'un moyen qui ne pourrait qu'aggraver ces manifestations de l'état morbide. La marche rapide des maladies se rattache essentiellement à l'état aigu, et par cela même elle doit nous dissuader complètement de l'administration des eaux sulfureuses Il n'y aurait qu'une seule circonstance où elles pourraient peut-être devenir utiles ; ce serait, au début d'une maladie catarrhale peu intense, dès l'invasion d'une bronchite légère, par exemple ; alors elles agiraient dans le même sens que les stimulants alcooliques conseillés par Laënnec. On sait que ces derniers opèrent une révulsion périphérique , changent la direction du mouvement congestif, et détruisent ainsi une maladie qui n'avait pas achevé de se constituer matériellement. Dans toute autre hypothèse, l'administration des Eaux-Bonnes , correspondant à la période d'irritation d'une maladie fébrile douée d'une certaine intensité, ne peut avoir que des résultats désastreux.

Dans les maladies chroniques il n'en est plus ainsi ; la marche de ces dernières est lente et obscure, et souvent il devient nécessaire de précipiter les mouvements vitaux à l'aide d'une stimulation artificielle. Les Eaux-Bonnes sont éminemment aptes à remplir cette indication. De l'état chronique la maladie passe jusqu'à un certain point à l'état aigu ; de l'inertie elle passe à l'activité. Avant tout , il faut dans un malade une somme suffisante de forces. Si ces forces sont latentes, il est nécessaire de les développer ; si elles n'existent plus , il n'y a pas de médication possible. En effet, c'est la nature manifestée par l'ensemble des forces autonomiques du système vivant qui opère la guérison. La stimulation hydro-sulfureuse , en faisant passer une maladie chronique à l'état d'acuité , restitue à la force médicatrice les tendances qu'elle affecte dans ce dernier état pour le rétablissement de la santé. Sous l'influence de l'action des Eaux-Bonnes, une bronchorrhée devient jusqu'à un certain point une bronchite ; et, plus tard, cette stimulation médicamenteuse cessant, la maladie ancienne disparaît. La guérison est le résultat exclusif du procédé naturel. La médication sulfureuse a simplement mis en jeu l'action de la force médicatrice Ainsi, abstraction faite de toute autre considération, la marche lente d'une maladie indique l'usage des Eaux-Bonnes, en tant que celles-ci représentent un médicament stimulant.

Indication tirée de la période de la maladie. — Nous avons vu que l'état chronique seul réclamait à peu près exclusivement l'emploi de la médication hydro-sulfureuse ; mais, dans les maladies chroniques elles-mêmes, il se manifeste, à certaines périodes, des accidents ou des conditions pathologiques qui contre-indiquent l'usage des Eaux-Bonnes. Ces accidents, plus spécialement inhérents à certaines phases des maladies, se résument tous dans la fièvre hectique, qui est la conséquence définitive de presque toutes les dégénérescences organiques. Lorsqu'une maladie, quelle qu'ait été la lenteur de sa marche, atteint cette période de son évolution, ces eaux peuvent rarement agir sur elle avec avantage. Une maladie aiguë, au contraire, qui arrive à l'état apyrétique, en laissant subsister un résidu organique, ainsi que cela se voit tous les jours, devient apte à être combattue dans ses effets encore persistants par l'administration des Eaux-Bonnes. Ainsi, le commencement des maladies chroniques et la fin des maladies aiguës réclament le secours de la stimulation hydro-sulfureuse.

Au point de vue anatomico-pathologique, la période de ramollissement de la matière tuberculeuse constitue une contre-indication presque absolue de l'usage des Eaux-Bonnes ; à moins qu'on ne veuille, dans certains cas, favoriser l'élimination du tubercule diffluent emprisonné dans une étendue très circonscrite du poumon. Nous devons craindre de voir s'effectuer ce ramollissement des tubercules pulmonaires, lorsque des signes non équivoques de congestion et d'inflammation se manifestent, lorsqu'il se développe dans l'intérieur de la poitrine, de la chaleur et de la douleur, accompagnées d'une sensation insolite d'orgasme et de plénitude, lorsqu'il existe tous les soirs une fièvre lente avec coloration de pommettes, chaleur à la plante des pieds et à la paume des mains, etc. En face de pareils accidents, le médecin doit devenir très circonspect dans l'administration des eaux.

Parmi les signes d'un ramollissement imminent, fournis par l'auscultation, le moins équivoque, lorsqu'il existe, c'est le bruit de craquement coïncidant, non plus seulement avec l'inspiration, mais encore avec l'expiration dont la durée est considérablement augmentée. Un phénomène stéthoscopique qui nous permet d'affirmer que le ramollissement a déjà commencé de s'effectuer, c'est le passage du craquement sec au craquement humide. L'établissement bien confirmé de ce dernier ne nous laisse aucun doute touchant la liquéfaction de la matière tuberculeuse

A ce degré de la phthisie pulmonaire, un engorgement inflammatoire existe toujours autour des dépôts tuberculeux ; or, la contre-indication au moins relative de l'usage des Eaux-Bonnes résulte de cette complication. On n'ignore pas cependant, qu'à cette période* anatomique de la pulmonie, il se présente des cas où les symptômes de réaction générale et les symptômes locaux fonctionnels sont peu prononcés ou à peine sensibles ; la fièvre, la toux, la douleur, l'expectoration font presque défaut. Ces cas ne sont pas les plus communs, mais ils se présentent de temps en temps à l'observateur. Les Eaux-Bonnes administrées dans de pareilles circonstances, peuvent concourir efficacement à déterger la surface ulcéreuse et à amener sa cicatrisation.

J'ai vu asséz fréquemment une certaine classe de malades prendre ces eaux, alors qu'il existait des tubercules à l'état de ramollissement. Ils buvaient trois, quatre, cinq et même six verres d'eau chaque jour, ils ajoutaient souvent l'usage des bains généraux à celui de l'eau sulfureuse. Ces malades consultaient peu ou point les médecins, et se guidaient par eux-mêmes. Je n'ai guère vu une véritable amélioration survenir au milieu de ces circonstances défavorables : souvent l'expectoration et la fièvre augmentant d'intensité, la maladie était évidemment poussée dans le sens de sa marche naturelle et désorganisatrice... Assez fréquemment les voies digestives excitées devenaient un peu plus actives, la stimulation diffuse dans tout l'organisme donnait momentanément au malade la conscience d'une augmentation dans la somme de ses forces générales; mais une amélioration réelle, positive, durable, basée sur l'atténuation consensuelle des symptômes locaux et des symptômes généraux, je ne l'ai pas encore observée dans les cas que je signale actuellement. Je crois donc être fondé en raison, en affirmant, qu'à cette période de la maladie, on doit peu compter sur l'action curatrice des Eaux-Bonnes.

Ceci m'amène à m'expliquer touchant les chances que l'on peut avoir de guérir la phthisie tuberculeuse arrivée au troisième degré, c'est-à-dire, lorsqu'il existe déjà des tubercules à l'état de fonte, et que des excavations ont été creusées dans l'épaisseur du parenchyme pulmonaire. Je crois que certains anatomo-pathologistes se sont quelquefois trompés, en considérant que la présence d'une plus ou moins grande quantité de tissus fibreux, fibro-celluleux ou cartilagineux dans une portion de poumon était l'indice assuré d'une caverne tuberculeuse jadis existante, mais effacée par suite du rapprochement de ses parois et de l'adhésion de ces dernières entre elles. Je regarde le fait comme prouvé d'une manière incontestable, mais je le considère comme rare; je puis affirmer que depuis quinze ans que j'ausculte des phthisiques, je n'ai vu que deux fois des cavernes bien constatées et liées évidemment à la fonte et à l'élimination des masses tuberculeuses, s'oblitérer de manière à permettre le rétablissement d'une santé relative. Nous ne pouvons guère comprendre cette terminaison, dont il existe, je le répète, des exemples authenthiques et irrécusables, qu'à la condition qu'une masse tuberculeuse isolée est limitée dans un point circonscrit du tissu pulmonaire. En outre, l'élimination de cette masse ramollie étant opérée, il est indispensable qu'une nouvelle éruption tuberculeuse ne s'effectue pas autour de l'excavation ulcéreuse des poumons; c'est-à-dire, qu'il faut que la diathèse tuberculeuse soit peu intense ou ait été annulée par un traitement approprié.

Les abcès développés dans la profondeur des organes respiratoires à la suite des inflammations aigües sont peu fréquents, mais leur existence n'est pas douteuse. Or, la vomique constituée par eux étant vidée, on conçoit que l'excavation représentée par les parois du foyer purulent s'oblitère, en laissant une cicatrice après elle. Une caverne, suite d'un travail ulcératif tout-à-fait étranger à la maladie tuberculeuse, peut aussi se creuser au sein du parenchyme pulmonaire; Broussais, dans son

Traité de Pathologie générale , affirme avoir constaté cinq fois sur le cadavre cette lésion anatomique. Il est aisé de comprendre que des cavernes
de cette nature sont plus facilement curables que
des cavernes de même étendue résultant de la
fonte d'une masse tuberculeuse , qui , je le répète ,
est rarement isolée et exactement circonscrite.

Quoi qu'il en soit de la difficulté de la guérison à
ce degré avancé de la maladie , nous ne devons pas
oublier que Laënnec , Hufeland , Stokes, Lallemand
et beaucoup d'autres médecins célèbres ont vu la
phthisie s'arrêter dans sa marche, alors même qu'elle
était arrivée à la période de suppuration. Hufeland ,
qui a été à mon sens le plus grand praticien des
temps modernes , fait une loi expresse au médecin de
ne jamais abandonner un phthisique. En effet, nous
ne soupçonnons pas toujours toute la puissance des
forces médicatrices de la nature, aidées énergique-
ment et à propos. C'est assez dire, qu'une analyse
savante peut donner, même dans ces cas désespérés,
à toutes les médications , et à la médication sulfureuse en particulier , leur part d'influence dans la
guérison de certains malades.

Indications tirées de l'anatomie pathologique. —
Déterminer quelles indications ou contre indications
de l'emploi des Eaux-Bonnes peuvent être déduites de
l'existence des diverses altérations organiques déve-

loppées dans les tissus , c'est mettre en lumière les
progrès que l'anatomie pathologique a fait faire à
l'histoire thérapeutique de ces eaux.

L'anatomie pathologique bien compris a rendu
de grands services même à la thérapeutique. L'indication d'agir ou de ne pas agir dans tel ou tel sens ,
résulte souvent de l'idée que nous nous formons touchant la nature de telle ou telle altération anatomique , et de la notion que nous avons acquise au sujet
des dégradations successives que certains produits
pathologiques sont susceptibles de subir.

Toutes les fois qu'il n'existe que de l'œdème , de
l'infiltration séreuse, de l'engouement dans les tissus,
nous reconnaissons que , quel que soit le siège de
cette altération anatomique , il est indiqué de stimuler les absorbants pour obtenir la résorption de
l'humeur épanchée. La même indication se présente
à remplir , lorsqu'il existe une hypérèmie atonique ,
soit primitive , soit consécutive à une fluxion sanguine active , ou à une inflammation déjà dissipée.
Dans l'une et l'autre hypothèse , il s'agit de stimuler
un organe frappé de débilité. L'état général du malade comparé à la lésion locale nous dévoile la nature de celle-ci , et nous démontre que nous ne
devons pas redouter les conséquences d'un orage
momentané que nous aurons nous-même suscité.

Très fréquemment la médication stimulante réus-
sit dans de pareilles circonstances , lorsque l'œdème
ou l'hypostase n'est pas symptômatique d'une lésion

organique ou d'une cachexie. Aussi, l'œdème et l'engouement pulmonaire passifs résisteront rarement à
l'action curatrice des Eaux-Bonnes. Pour ne pas
m'étendre indéfiniment sur cette question, je dirai
qu'il en sera ainsi, quelle que soit la partie de l'organe vocal ou respiratoire qui soit attaquée de maladie. Les muqueuses pharyngo-laryngienne, tra-
chéale, bronchique et le tissu cellulaire sous-jacent
ayant subi dans leur texture organique les modifications que nous venons de signaler, sont susceptibles
de revenir à leur état naturel sous l'influence de la
stimulation hydro-sulfureuse. L'anatomie pathologique nous montre qu'après les inflammations aiguës,
il reste souvent au sein des tissus envahis par la
phlegmasie des épanchements de lymphe plastique
ou plutôt de fibrine qui tend à s'organiser, en se
substituant au tissu primitif, lequel perd sa texture
et ses propriétés normales. Il arrive assez souvent
que des altérations anatomiques existent encore dans
un poumon à la suite d'une pneumonie aiguë, alors
que les symptômes généraux ont faibli, ou même
cessé depuis assez longtemps. L'auscultation nous
permet tous les jours d'établir le manque de corrélation qui existe entre la symptomatologie générale et
la symptomatologie locale. Si cet état du parenchyme
pulmonaire se maintient, il se forme une induration
qui représente l'élément anatomique de la pneumonie chronique. Dans ce dernier cas, si on ne considère les choses qu'au point de vue anatomo-patho-

logique , on trouve qu'il existe une infiltration des
matériaux concrescibles du sang, épanchés, organi-
sés, substitués au tissu normal essentiellement spongieux et vasculaire. Que cette altération soit le résidu d'une phlegmasie aiguë ou le produit d'une inflammation primitivement chronique , peu importe ;
le fait anatomique et matériel est toujours le même ;
l'organe induré, rouge, grisâtre ou noirâtre, ne présente presque plus rien de sa texture primordiale

Cet état d'hépatisation chronique des poumons est-
il susceptible de disparaître par l'action des médicaments résolutifs et par celle des Eaux-Bonnes en
particulier ? Je dois répondre par l'affirmative ; mais
on aura d'autant moins de chances d'obtenir la résorption de la matière épanchée , que le dépôt de
cette dernière aura mis plus de temps à s'effectuer ,
et que le point de départ de la maladie sera déjà plus
éloigné. Tout anatomo-pathologiste a rencontré de
ces indurations du tissu pulmonaire exemptes de tubercules, indurations grisâtres ou noirâtres et comme
infiltrées de mélanose, qui ne me paraissent guère
susceptibles de disparaître pour faire place de nouveau au tissu spongieux du poumon. Néanmoins ,
aucune dégénérescence n'étant à craindre, il est indiqué, lorsqu'on a des raisons suffisantes de croire à
une pneumonie chronique (maladie relativement
rare) , plutôt qu'à une infiltration tuberculeuse , de
soumettre le malade à l'usage des Eaux-Bonnes. Ici,
à moins de contre indication , ces eaux doivent être

prises longtemps et à doses considérables , quoique
assez lentement et progressivement croissantes.

OEdème, engouement, engorgement passif, induration chronique , tels sont les états anatomo-pathologiques susceptibles de disparaître sous l'influence
des Eaux-Bonnes. Il suffit de nommer l'ossification
et la dilatation des bronches , l'emphysème vésiculaire et interlobulaire , les hydatides , le squirrhe ,
les tumeurs encéphaloïdes des poumons , et de dire à
cette occasion , que ces altérations ne peuvent nullement être modifiées d'une manière avantageuse par
l'usage des Eaux-Bonnes. Je ne parle pas d'ailleurs
de la difficulté extrême , pour ne pas dire de l'im-
possibilité où l'observateur le plus exercé doit se
trouver, de diagnostiquer certaines d'entre elles. Heureusement, la plupart se rencontrent rarement, et
je ne les signale que pour mémoire.

Nous avons cherché à établir, au point de vue
exclusivement anatomique , l'indication et la contre-
indication des Eaux-Bonnes dans le traitement des
maladies dont l'élément matériel était représenté par
des modifications peu profondes des tissus normaux ,
ou par des produits accidentels ayant ou n'ayant pas
leurs analogues dans l'économie humaine. Tous ces
produits étaient doués de vie, et par conséquent
étaient susceptibles d'être modifiés dans les plus importantes de leurs fonctions élémentaires, savoir :
dans leur circulation capillaire et dans les mouvements d'assimilation et de décomposition.

Une loi de physiologie pathologique domine tout
ce qui se rapporte à la disparition des néoplasmes qui
tendent à altérer un organe et à gêner ou à anéantir
le jeu de ses fonctions ; c'est celle-ci : les productions
accidentelles, qui, pour disparaître, ne sont pas
condamnées à subir la dégénérescence putrilagineuse
ou phagédénique, sont susceptibles d'être reprises par
les absorbants sous l'influence d'un travail atrophique
développé dans la profondeur de leur masse. Rien
n'est plus propre à engendrer ce travail de résorption, que les stimulations spécifiques ou non, que
l'on suscite dans les parties affectées. On dirait que
les produits organiques de formation nouvelle n'ont
pas la force de supporter le mouvement inflammatoire, sans que leurs molécules se désagrégent pour
rentrer dans le torrent de la circulation. Une fracture
est presque consolidée, un érysipèle s'empare du
membre, et la mobilité des fragments osseux est
constatée de nouveau par suite du ramollissement
de l'os nouvellement formé. Une tumeur blanche a
résisté à tous les moyens de l'art, les tissus péri-arti-
culaires sont infiltrés de matière plastique et con-
fondus en une masse plus ou moins homogène ; un
érysipèle survient encore, et la résorption de la matière organique épanchée ne tarde pas à s'effectuer.
Chacun sait que les vieilles cicatrices cutanées qui
s'enflamment, s'ulcèrent et se déchirent. J'ai vu un
cal consolidé depuis trente ans, se ramollir spontanément par suite de la résorption de ses molécules phos-

phatiques Le phosphate calcaire n'avait disparu que
dans cette portion si dure et si compacte de l'os, qui
était constituée par l'ossification accidentelle. Ce fait
tend à prouver, que même dans les tissus normaux,
par cela seul qu'ils n'appartiennent pas à la création
primitive, il existe toujours comme un germe de
destruction imminente, comme une sorte d'instabi-
lité dans les molécules organiques, dont la force de
cohèsion vitale est moindre que dans la gangue plastique primordiale.

Si nous nous déterminons avec connaissance de
cause, nous ne pouvons agir que sous l'empire de
cette théorie, lorsque nous appliquons des vésicatoires sur les tumeurs indolentes, des pommades cathé-
rétiques sur les taies de la cornée, des emplâtres ru-
béfiants sur les engorgements atoniques. Une condition essentielle pour qu'une production pathologique disparaisse par résorption, c'est que cette production soit douée de vitalité, participe à l'existence
commune, et retrouve son analogue dans les tissus
normaux de l'organisme. En dehors de ces conditions (j'excepte les produits liquides, pus, sérosité, etc.), la résorption est, si non impossible, du
moins très difficile à effectuer. Le cristallin, certains
sequestres peu volumineux, etc , sont absorbés à la
longue ; mais il s'agit bien plutôt dans ce cas d'une
dissolution préalable par les liquides ambiants, que
de l'action directe des vaisseaux absorbants sur des
produits morts de l'organisme, et faisant office de véritables corps étrangers.

Des produits de sécrétion absolument inorganiques, tels que la sérosité, le pus, la matière tuberculeuse, la mélanose, s'épanchent dans les cavités séreuses, s'infiltrent dans les tissus, se colligent en masses plus ou moins volumineuses dans la trame cellulaire des organes. On sait que les épanchements sé-
reux, séro-sanguins, purulents ou séro-purulents,
sont résorbés par les parois des cavités closes, qui
elles-mêmes leur ont donné naissance. Il n'est pas
aussi évident, il est même douteux pour beaucoup
de médecins que les produits matériels de l'affection
tuberculeuse et de l'affection mélanique aient été
repris par les vaisseaux absorbants, une fois qu'ils
ont été épanchés dans la trame des organes.

Toutefois, il n'est pas démontré que la matière
tuberculeuse ne puisse pas rentrer dans le torrent
circulatoire pour être éliminée. Quant aux collections liquides, des faits authentiques prouvent que
l'usage des Eaux-Bonnes a favorisé puissamment la
résorption d'épanchements pleurétiques considérables, passés à l'état chronique depuis un temps plus
ou moins long. Je relaterai plus tard à ce sujet une
observation qui m'est personnelle et qui est remarquable sous plus d'un rapport.

J'ai déjà fait pressentir que tant qu'on ne s'adres-
serait qu'au tubercule déjà formé, et constituant un
corps dense doué d'une certaine dureté, il ne serait
guère indiqué d'administrer aucun médicament dans
le but d'obtenir la résorption de ce produit pathologi-

que. Je crois en effet que si on ne peut pas nier
d'une manière absolue que le tubercule, arrivé à une
certaine période de son évolution, soit susceptible de
disparaître, il est hors de doute d'une autre part que
cette disparition de la matière tuberculeuse déposée
dans les poumons, n'est pas encore élevée à la hauteur de vérité démontrée. Envisagé comme produit
de sécrétion, et considéré dans la première période
de son évolution, le tubercule doit être représenté
par de très-petits épanchements de matière liquide.
Certains pathologistes, admettant même que le
dépôt de ce corps étranger s'opérait dans les cel-
lules pulmonaires, proposaient de traiter la phthisie
commençante par les vomitifs répétés, lesquels devaient amener l'élimination de la matière tuberculeuse encore liquide ou demi-liquide, colligée dans
les vésicules aériennes Cette vue thérapeutique appartient à Carswel : une expérience suffisante n'a
pas prouvé qu'elle fût fondée en raison.

Il est conforme aux lois de la physiologie pathologique, qu'une matière épanchée soit reprise par le
système absorbant. L'absorption a surtout lieu, lorsque cette matière a été artificiellement introduite dans
l'économie vivante, ou qu'elle est le produit d'un état
morbide temporaire. L'état liquide ou gazeux favorise aussi cette résorption d'une manière toute spéciale. Mais on comprend qu'il faut beaucoup moins
compter sur un pareil résultat curatif, lorsque l'affection qui a engendré le produit morbide tient toujours

le système entier sous sa dépendance, et lorsque ce produit est déposé sous forme de corps étranger doué d'une densité considérable.

L'expérience journalière nous prouve qu'il existe souvent des temps d'arrêt dans la marche de la phthisie pulmonaire; mais elle nous prouve aussi, qu'à des distances plus ou moins éloignées, les éruptions tuberculeuses se succèdent, et que dans les intervalles de calme et de santé apparente, le mal fait une halte bien plus souvent qu'il ne rétrograde réellement. Nous ferions beaucoup pour les malades, si nous pouvions rendre ce temps d'arrêt définitif; or, nous pouvons affirmer que nous y réussissons souvent, lorsqu'un traitement bien approprié à chaque cas individuel est employé en temps opportun et continué avec méthode et persévérance. Les autopsies cadavériques nous montrent tous les jours des tubercules durs, crétacés, disséminés au sein du parenchyme des poumons, sans que ce dernier, dans les points qui adhèrent intimement à ces corps étrangers, présente aucune modification anormale de sa texture. Le tissu pulmonaire est mou, spongieux, raréfié, perméable à l'air autour du tubercule comme dans toute autre partie de ce viscère exempte elle-même d'un degré quelconque de dégradation. Si ces masses inorganiques ainsi identifiées en quelque sorte avec l'éponge pulmonaire ne sont pas trop nombreuses, et si partant le champ de l'hématose n'est pas trop rétréci, la vie peut se maintenir indéfiniment

avec toutes les conditions extérieures de la santé.
Il est probable que dans les cas les plus heureux les
choses se passent presque toujours ainsi. Cette tolérance absolue, cette immobilisation définitive du produit
accidentel au sein d'un organe essentiellement doué
de vitalité, est plus fréquente qu'on ne pense. La
pratique civile des médecins observateurs ne doit pas
laisser de doute à ce sujet.

Le tubercule déposé dans la masse spongieuse et
vasculaire du poumon peut avoir été séparé du
liquide sanguin sans fluxion, sans congestion préalable et en dehors de tout mouvement phlegmasique, quelle que soit la nuance de ce dernier.
C'est une vérité consentie de nos jours; mais s'il
est vrai de dire que le phénomène initial et générateur de la tuberculisation ne consiste pas nécessai-
rement dans un état fluxionnaire ou inflammatoire
du poumon, il n'en faut pas moins reconnaître
que la présence des tubercules devient souvent l'occasion de congestions actives, suivies ou non de crachement de sang et de phlegmasie dont les degrés
peuvent varier à l'infini. Les phénomènes sensibles
de l'hyperémie et de l'inflammation sont susceptibles
de se calmer et même de s'effacer par intervalle d'une
manière complète, tandis qu'il existe néanmoins au
voisinage des tubercules des altérations du tissu pulmonaire, caractérisées par la rougeur, l'injection,
la densité, l'induration, etc., etc. Dans cet état de
choses, le champ de l'hématose est réduit, non-seu-

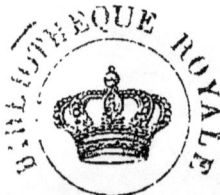

7

lement par l'absorption de la trame pulmonaire atrophiée par le tubercule, mais encore par les modifications matérielles anormales introduites dans cette
même trame organique devenue plus ou moins im-
perméable à l'air. Il est des cas où le dépôt du tubercule a été la conséquence d'une fluxion ou d'une
phlegmasie qui a joué le rôle de cause déterminante
dans l'acte de la sécrétion tuberculeuse. (1) L'altération que l'on rencontre autour du produit morbide
peut donc être cause ou effet , et assez fréquemment
elle doit persister à titre d'effet , après avoir agi un
certain temps comme cause.

Dans l'une et l'autre de ces hypothèses , une atmosphère de tissu pulmonaire plus ou moins imper-
méable à l'air existe autour des tubercules encore à
l'état de crudité, les matériaux du sang sont infiltrés
dans le tissu aréolaire de l'organe respiratoire ; cependant tout phénomène d'activité morbide , tout

_____

(1) L'origine , la nature et le siége du tubercule sont encore incer-
tains , malgré les travaux nombreux des médecins modernes. Cette
production pathologique est-elle un corps organisé vivant , est-elle un
produit inorganique ? Considérée au point de vue chimique, est-elle du
pus concret ou une matière *sui generis* ? Débute-elle par une vésicule
hydatiforme, par une exhalation de lymphe plastique, par un épanchement fibrineux , etc. ? Le siége des tubercules est-il primitivement
dans les vésicules ou dans le tissu cellulaire du poumon ? Toutes ces
opinions ont été émises et successivement contredites. Je regarde
comme la plus probable l'hypothèse qui considère le tubercule comme
un produit morbide *sui generis* dépourvu de vitalité et d'organisation. C'est pourquoi j'adopte l'opinion qui considère ce corps étranger
comme une sécrétion pathologique.

symptôme inflammatoire a disparu ; que faut-il faire ?

En n'envisageant la solution de cette question qu'au point de vue de l'anatomie pathologique , on comprend que s'il est très difficile d'amener la résorption de la matière tuberculeuse , il est plus aisé au contraire de faire disparaître l'infiltration du tissu cellulaire ambiant. Les cas où nous trouvons les tubercules enveloppés par du tissu pulmonaire sain nous montrent assez le but que nous devons nous efforcer d'atteindre. Rendre au parenchyme des poumons non envahi par la matière tuberculeuse sa perméabilité normale , le placer dans des conditions telles par rapport aux tubercules disséminés dans son sein que ces derniers soient tolérés par lui, n'augmentent ni en volume ni en nombre, et restent indéfiniment stationnaires ; tel est le résultat difficile mais non impossible à obtenir que la théorie appuyée sur des inductions légitimes nous autorise à poursuivre par les moyens appropriés.

L'usage des Eaux-Bonnes peut-il nous servir efficement à atteindre ce but ? Oui, l'expérience clinique nous le prouve tous les jours , elle nous montre qu'il est assez fréquent de voir des malades pâles, étiolés, amaigris, en proie à la toux et à la dypsnée, dégoutés de toute alimentation, fatigués par le moindre exercice , récupérer tous les attributs de la santé, alors même que leurs poumons récèlent une plus ou moins grande quantité de tubercules à l'état de crudité. Toutefois, je dois dire qu'entre les mains d'un médecin inhabile, la médication hydro-sulfureuse pourrait, en pareille occurrence, devenir une arme dangereuse. Nous savons en effet que le tubercule disséminé dans l'éponge pulmonaire est une occasion permanente de congestion, d'hémorrhagie, d'accidents inflammatoires : il y représente une véritable épine implantée dans une trame cellulo-nerveuse et vasculaire à la fois. Or, rappelons-nous, d'une autre part, quels sont les symptômes par lesquels l'eau de Bonnes révèle son action sur les organes respiratoires : ce sont la dyspnée, la toux, l'expectoration, l'hémoptysie, la douleur, la chaleur intra-thoracique Le système circulatoire participe parfois dans son entier à cette surexcitation des accidents locaux ; le pouls s'accélère, la peau devient sèche et chaude; en un mot, la fièvre se déclare. En face de ces événements possibles, le médecin doit user d'une certaine retenue et constater souvent les changements survenus dans la situation des malades. Les Eaux-Bonnes, prises à des doses appropriées à l'état actuel de celui qui en fait usage, ne sont guère susceptibles de susciter à un haut degré les accidents que je signale. D'ailleurs, un praticien exercé et attentif se met toujours en mesure de les conjurer, lorsqu'ils sont dans l'imminence de se produire.

Indications tirées des causes de la maladie — Les considérations déduites de l'étiologie nous servent par-

fois à établir l'indication fondamentale dans l'institution d'un traitement. Voyons jusqu'à quel point les
notions de cet ordre peuvent nous guider dans l'ad-
ministration raisonnée des Eaux-Bonnes. Les conditions d'hérédité, d'âge, de sexe, ne sauraient nous
fournir aucune donnée spéciale, tendant à nous faire
prescrire l'usage de ces eaux dans un cas déterminé.
Il n'en est pas de même des tempéraments considérés
en tant que cause prédisposante des maladies. Le
tempérament lymphatique, avec tous les attributs
qui le caractérisent, peut devenir une indication de
leur administration, de même que le tempérament
nerveux ou sanguin exagéré, peut nous entraîner à
formuler une prescription contraire

Parmi les causes de maladie qui ne sont pas inhérentes au sujet, ou pour mieux dire parmi les causes
anti-hygiéniques, s'en trouve-t-il qui, par leur mode
d'agir sur l'économie vivante, nous sollicitent à administrer les Eaux-Bonnes ? Une indication, déduite
du mode d'action d'un ou de plusieurs agents natu-
rels, considérés en tant que capables d'effectuer dans
l'organisme des changements plus ou moins appréciables dans leur nature intrinsèque, ne saurait être
qu'une indication essentiellement vague et générale.
Néanmoins, on peut avancer que toutes les fois
qu'une série de causes débilitantes aura agi pendant
un temps suffisamment long pour imprimer à la
maladie un caractère asthénique, il sera indiqué
d'avoir recours à la médication hydro-sulfureuse.

Ainsi, les considérations déduites de l'action des causes débilitantes pourront, jusqu'à un certain point, nous amener à établir l'indication des Eaux-Bonnes , abstraction faite des autres circonstances concomitantes, parce qu'elles jetteront plus ou moins de jour sur la nature d'une maladie.

Il est un ordre de causes que les pathologistes ont désignées sous le nom de causes éloignées des maladies. Ces causes consistent ou dans l'absence de l'établissement d'un flux naturel , la menstruation, ou dans celle d'un flux morbide auquel on est héréditairement prédisposé , les hémorroïdes. Les causes morbifiques qui appartiennent à ce groupe ne se bornent pas aux deux que je viens de signaler. La suppression partielle ou totale de ces évacuations déjà établies, constitue une cause bien plus fréquente de souffrances Ce n'est pas tout , la transpiration insensible subit souvent une diminution notable. Cette élimination gazeuse est remplacée par une sécrétion pathologique antagoniste qui peut avoir pour siège la membrane muqueuse des bronches, de la trachée, du larynx, de l'arrière-gorge ou des fosses nasales. Le même résultat peut encore être produit par la cessation d'une sueur plus ou moins abondante fournie pendant longtemps par les pieds, les mains, les aisselles ou toute autre partie du corps, par la suppression d'une leucorrhée , par la rétrocession de maladies cutanées , etc. , etc. A vrai dire, si on excepte l'éruption retardée des règles , leur diminution ou leur suppression, il s'agit bien plutôt, dans les cas que je viens d'énumérer, de maladies proprement dites que de causes de maladie. En effet, les hémorroïdes fluentes ou sèches, sanguines ou muqueuses, la sueur exagérée des pieds ou de toute autre partie, les écoulements muqueux ou muco-purulents du vagin, toutes les formes des maladies dermiques sont des manifestations pathologiques qui peuvent avoir et qui ont souvent une raison suffisante d'existence dans une modification plus ou moins profonde de l'économie entière. Ce n'est au reste qu'à la condition qu'il en soit ainsi, que la suppression d'une évacuation ou la cessation d'un travail morbide fixé sur l'enveloppe cutanée, peut déterminer ailleurs le développement d'un groupe de symptômes auquel on donne ordinairement un nom en raison du siège qu'il occupe et de la nature qu'on lui suppose. La translation d'un point à un autre de la manifestation morbide est ici le fait culminant. Les accidents dont l'apparition se lie ainsi d'une manière directe à la suppression d'une maladie longtemps fixée dans un autre lieu, méritent la qualification de métastatiques. Or, au point de vue de la gravité du pronostic, les considérations déduites de l'importance de l'organe sur lequel s'est manifestée la maladie, sont d'une grande valeur. Une fluxion hémorroïdale, un écoulement leucorrhéïque, le plus grand nombre des maladies cutanées, peuvent exister pendant un temps indéfini dans

l'intestin rectum , dans le vagin ou sur la peau, sans
que la santé soit sérieusement compromise. Il n'en
est plus de même , lorsqu'à la suite de la rétrocession de ces maladies , les poumons , le larynx, le
cœur , l'estomac , les intestins , le cerveau, se trouvent affectés d'une manière plus ou moins grave.
Une indication curative du premier ordre, dans de
pareilles circonstances, consiste à rappeler , si-faire
se peut, la fluxion hémorroïdale , l'écoulement va-
ginal , ou l'éruption herpétique supprimée , ainsi
qu'à provoquer, dans l'occasion , l'apparition d'une
évacuation naturelle qui ne se serait pas encore établie

Les Eaux-Bonnes, administrées dans l'intention
d'obtenir un pareil résultat, peuvent nous conduire
au but et nous aider à dégager un organe important. Qu'on se rappelle les effets dynamiques qu'elles
produisent. On les voit susciter la première éruption
des menstrues , augmenter cette évacuation amoindrie, ou la rétablir lorsqu'elle est supprimée. Les hémorroïdes subissent sous l'influence de la médication
hydro-sulfureuse les mêmes modifications que l'écoulement périodique , les éruptions cutanées suppri-
mées reparaissent , les écoulements leucorrhéiques
augmentent d'intensité , la transpiration cutanée est
quelquefois activée à ce point que le malade ne
tarde pas à s'apercevoir qu'il éprouve de la moiteur
ou une véritable sueur à laquelle il n'était pas habitué ; en un mot, un mouvement fluxionnaire cen-

trifuge s'opère, le rayonnement périphérique est évident. Si par hasard, l'usage des Eaux-Bonnes détermine la réapparition d'un travail morbide dans le lieu qu'il occupait primitivement, et qu'un organe important se trouve libéré de ses souffrances, la maladie n'est pas guérie en réalité, mais elle existe sous une autre forme dans une partie du corps où elle ne compromet ni la vie, ni la santé.

Il ne faut pas croire que l'action centrifuge des eaux sulfureuses puisse s'exercer efficacement chez tous les sujets et dans toutes les circonstances, surtout lorsqu'elles ne sont administrées qu'en boisson. Le tableau qui représente les effets apparents de ces eaux absorbées par la surface gastro-intestinale et portées dans le torrent circulatoire où elles vont développer leur action la plus immédiate sur le système nerveux, est un tableau fictif ainsi que je l'ai déjà dit plusieurs fois. Le plus souvent aucune fluxion révulsive n'est opérée au bénéfice du malade, soit sur le système hémorroïdaire, soit sur l'organe cutané. En réalité, il est quelques personnes chez lesquelles l'élément fluxionnaire compliqué ou non d'hémorrhagie et d'inflammation affecte une très grande mobilité : on comprend que chez ces dernières, cet élément fondamental d'un grand nombre de maladies se déplace sous l'influence de l'action dynamique des eaux., et qu'en se déplaçant, il vienne occuper le lieu où il s'était déjà fixé antérieurement pendant un temps plus ou moins long. Mais il faut avouer que les choses se passent rarement ainsi aux Eaux-Bonnes; parce que les maladies qu'on y rencontre le plus souvent ont un élément anatomique fixe qui force l'élément congestif sur ajouté de graviter autour de lui. Je crois donc, que s'il résulte de l'histoire attentivement analysée d'un malade, que des excrétions naturelles ou morbides doivent être rétablies, il ne faut pas s'en rapporter pour ce rétablissement à la seule action diffusible et stimulante des Eaux-Bonnes prises en boisson; il est nécessaire de solliciter ce travail naturel ou pathologique par des attractifs divers appropriés à chaque cas particulier. Il découle de cette observation que la fluxion et le flux hémorroïdaux diminués ou supprimés doivent être rappelés par les moyens habituellement mis en pratique dans ce but. Si des éruptions cutanées, des sueurs générales ou partielles, des fluxions rhumatismales ont cessé d'exister, il faut tâcher de les rappeler dans le lieu qu'elles occupaient au moyen des douches, des bains locaux, des vésicatoires, des emplâtres vésicants, du bain russe partiel, des ventouses sèches ou scarifiées, des moxas, des cautères; etc.

On rencontre des malades chez lesquels la force de calorification périphérique est excessivement faible; la moindre impression d'un air froid, le plus petit changement dans la température est ressenti profondément, tandis qu'une plus ou moins grande étendue du système muqueux est congestionnée et devient

le siége d'une sécrétion supplémentaire de l'exhalation cutanée. Qui n'a observé de malades placés dans
les conditions que je viens de décrire? J'en ai connu
deux qui ne pouvaient plus sortir de leur apparte-
ment, qui ne pouvaient pas ouvrir une croisée sans
exaspérer d'une manière très évidente une laryngite chronique dont ils étaient affectés depuis plusieurs années. L'exposition au plus léger courant d'air
développait un frissonnement sur toute la périphérie
de leur corps, et très promptement l'aggravation de
la maladie laryngée se manifestait. Un autre malade,
doué de la même susceptibilité pour les impressions
extérieures, était en proie, depuis trois années, à
un coryza accompagné d'un flux séro-muqueux si
abondant qu'il salissait plusieurs mouchoirs dans les
vingt-quatre heures. Enfin, un quatrième malade,
affecté de pharyngo-laryngite chronique, était si sensible au froid qu'il se renfermait au commencement
de l'hiver dans une chambre dont il ne sortait plus
qu'à l'été. Dans de pareilles conditions et dans toutes
les conditions analogues, il me paraît indiqué d'agir
d'une manière méthodique pour rétablir les fonctions
de la peau perturbées, avant d'administrer les Eaux-
Bonnes. Sans cette précaution leur action révulsive
périphérique serait probablement insuffisante, bien
qu'il soit constaté par l'expérience que cette action
suffit assez souvent pour rendre les malades moins
sujets aux refroidissements.

La perturbation des fonctions cutanées ne se ma-

nifeste pas toujours par cette tendance à la réfrigération , souvent l'énergie sécrétoire de la peau est
simplement diminuée d'intensité, le derme est étiolé
et aminci , sa surface libre est rugueuse et sèche ; il
existe un certain degré d'atrophie de l'enveloppe extérieure , consécutive ou antérieure à la diminution
de sa fonction exhalante. Si les choses en sont au
point que je viens d'indiquer, et que par suite d'une
gène dans l'exercice des fonctions cutanées , des flux
supplémentaires , des mouvements fluxionaires ou
des inflammations se soient établis dans les membranes muqueuses, je suis convaincu qu'il est difficile
de rétablir l'équilibre des fonctions excrétoires par
le seul usage des Eaux-Bonnes.

On rencontre fréquemment des malades qui ont
quelque analogie avec les précédents. Ils sont remarquables par l'affaiblissement de la circulation capillaire et de la calorification dans les extrémités infé-
rieures. Celles-ci se refroidissent avec la plus grande
facilité, ou pour mieux dire, elles sont dans un état
perpétuel de réfrigération. Il arrive que chez ces individus qui d'ailleurs peuvent être robustes et même
sanguins, la vie qui fait défaut dans certaines parties,
surabonde dans d'autres d'une manière vicieuse. On
voit chez eux survenir des céphalalgies, des congestions fréquentes des fosses nasales, de l'arrière gorge,
du larynx, etc., etc. Une phlegmasie chronique s'é-
tablit sur les parties que je viens d'énumérer, et à
des intervalles plus ou moins rapprochés, des flu-

xions nouvelles viennent imprimer à la maladie ancienne un mouvement d'acuité (1). Je ne crois pas
qu'il suffise dans ce cas de faire prendre les Eaux-
Bonnes pour guérir une phlegmasie chronique des
fosses nasales, de l'arrière-gorge, du larynx ou des
poumons, alors que la vie est localisée en excès dans
un point, et que l'altération anatomo-pathologique
n'est que le résidu d'un nombre déjà très-grand de
congestions sanguines, inflammatoires ou catarrhales, qui tendent à se répéter indéfiniment sous l'empire d'un besoin acquis d'exonération et des lois de
l'habitude. Ramenez la vie dans les extrémités infé-
rieures, fixez-y par des attractions répétées l'influx
nerveux et le fluide sanguin ; rendez à la peau étio-
lée, amincie, atrophiée de ces parties, ses conditions

---

(1) La marche la plus ordinaire des maladies de la muqueuse
naso-gutturale et pulmonaire, est la suivante : la fluxion catarrhale,
hémorrhagique ou inflammatoire porte d'abord exclusivement sur la
muqueuse des fosses nasales ; peu à peu elle s'étend plus profondément
et gagne l'arrière-gorge, le larynx, les grosses bronches, les bronches
capillaires et les vésicules pulmonaires. Cette marche rétrograde de la
maladie qui chemine des orifices extérieurs vers la profondeur des
organes, n'est pas particulière à l'appareil respiratoire. C'est par le
même procédé que la blennorrhagie, fixée d'abord chez l'homme dans
la portion antérieure du canal de l'urètre, et surtout dans la fosse
naviculaire, gagne peu à peu, en passant à l'état chronique, les profondeurs du canal, et se fixe d'une manière définitive dans la région
prostatique et au niveau du col de la vessie. Les mêmes phénomènes
s'accomplissent chez la femme : la muqueuse vaginale, la surface interne de l'utérus, les trompes de fallope s'affectent successivement. Ici
comme dans les cas précédents, le mal procède de l'orifice de la muqueuse vers ses embranchements les plus profondément situés

de vitalité, de nutrition, de calorification et de sécrétion normales; changez la direction vicieuse des
mouvements congestifs qui vont aboutir à la partie
supérieure du corps, et alors les maladies chroniques
de l'arrière-gorge, du larynx et des bronches seront
avantageusement modifiées par l'action spécifique
des Eaux-Bonnes. Ceci m'amène à dire que les indications ne sauraient toutes être remplies à la fois,
et qu'il en est auxquelles il faut satisfaire avant de
songer à remplir les autres. Si l'analyse clinique nous
conduit à décomposer une maladie en plusieurs éléments, dont chacun devient un sujet d'indication, il
est de la dernière importance de déterminer quel est
celui d'entre ces éléments, qui, en tant que source
d'indication prépondérante, mérite d'être combattu
le premier.

Au point de vue des indications fournies par les
notions étiologiques, il se présente encore des considérations importantes qui se rattachent à l'étude de
certaines modifications générales de l'organisme. Les
diathèses scrofuleuse, herpétique, goutteuse, catarrhale, syphilitique, rhumatismale, engendrent,
par leur manifestation, des altérations locales, qui,
en raison de leur nature spéciale, réclament l'emploi
de telle ou telle médication appropriée Les diathèses
rhumatismale, herpétique, catarrhale et scrofuleuse, exprimées sur les organes vocaux ou respiratoires, y causent des maladies sur lesquelles les
Eaux-Bonnes influent d'une manière avantageuse.

On a contesté et on conteste encore la nature rhumatismale, scrofuleuse ou herpétique de certaines
maladies. du larynx , de. la trachée-artère ou .des
bronches , etc. Ces. distinctions , qui ne. peuvent. pas
être déduites le. plus souvent des caractères anatomo-
pathologiques des·. maladies , n'en sont pas moins
très réelles aux yeux des praticiens , et pour ma part,
je les accepte sans restriction. Les maladies chroniques de la poitrine , développées chez un sujet sans
cesse affecté d'éruptions prurigineuses, de douleurs
rhumatismales, de fluxions catarrhales. ou. de. symptômes de scrofules, retiennent. la nature de l'état
morbide général qui domine la. constitution. En raison de cette circonstance, les Eaux-Bonnes. me paraissent indiquées d'une manière spéciale dans leur
traitement.

Indication tirée du siége de la maladie. — La
notion isolée du siége d'une maladie ne peut pas subordonner une indication. La connaissance de l'organe malade et des effets produits sur lui par un
médicament déterminé, ne. suffit. pas non plus pour
établir l'opportunité de l'administration de ce dernier.
Il faut encore être renseigné sur la nature de la maladie que cet agent thérapeutique peut être appelé à
combattre. Nature et siége de la maladie, nature de
la médication : telles sont les trois données sur lesquelles nous nous appuyons lorsque nous employons
le camphre comme sédatif spécial des voies génito-

urinaires, et la digitale comme contro-stimulant car-diaco-vasculaire. Les mêmes principes devant nous guider dans l'administration des Eaux-Bonnes, l'indication de leur emploi se basera sur des considérations simultanément déduites de l'affinité élective de ces eaux pour les organes vocaux et respiratoires, de leur action dynamique et spécifique préalablement étudiée, et de la nature de la maladie contre laquelle elles sont destinées à agir.

On voit, par ce que je viens de dire, que ce serait peu de chose, au point de vue de la pratique, de savoir que les Eaux-Bonnes exercent une action très évidente sur l'arrière-gorge, le larynx et les poumons, si l'on ne connaissait d'une autre part la nature de cette action, et surtout si on ne choisissait avec sagacité le moment opportun pour l'administration de l'agent thérapeutique. J'ai déjà exposé, en passant en revue les autres chefs d'indication, dans quelles circonstances les Eaux-Bonnes pouvaient être employées avec avantage. Ce que je me contente de rappeler ici, c'est que ces eaux, au milieu des modifications qu'elles impriment à l'économie entière, manifestent *spécialement* leurs effets sur les organes de la voix et de la respiration; et que de cette circonstance, ressort l'indication générale de les utiliser à titre de médicament énergique dans certaines maladies de ces organes.

CONTRE - INDICATIONS DE L'ADMINISTRATION DES EAUX-
BONNES.

*Contre-indications tirées de l'inflammation et de
la fièvre.* — Envisagées au point de vue de leur action dynamique, les Eaux-Bonnes sont contre-indiquées lorsqu'il existe un état pléthorique, lorsque
des mouvements congestifs intenses s'effectuent souvent et viennent spécialement aboutir aux organes
pectoraux, lorsque l'inflammation même chronique
de ces derniers est douée d'un certain degré d'énergie,
enfin lorsque la fièvre est surajoutée à une maladie
locale.

Le mouvement fébrile peut exister dans les maladies chroniques du thorax, et dans la phthisie en particulier, au milieu de circonstances très différentes.
Chez certains malades, les altérations anatomiques
ne sont pas encore arrivées à une période avancée;
le tubercule, par exemple, est à l'état de crudité; et
néanmoins des accès de fièvre à type plus ou moins
régulier se manifestent. Quelquefois la périodicité de
ces accès est tellement marquée, qu'on a cru devoir
les combattre par l'administration des anti-périodi-
ques; et que dans des cas où les autres symptômes
rationnels de la phthisie étaient peu prononcés, des
praticiens se sont complètement mépris sur la nature
de cette fièvre symptômatique qu'ils ont considérée
comme essentielle. Il peut donc se faire que la toux

8

soit peu fréquente, que les douleurs thoraciques
soient nulles ou très peu marquées, il peut arriver
encore qu'il n'existe ni râles secs, ni râles bulleux,
ni craquements secs ni humides ; et cependant, la
fièvre se manifeste. Une matité relative circonscrite,
une modification anormale dans les rapports de durée
et d'intensité de l'inspiration et de l'expiration, quelques changements dans le timbre du bruit respiratoire : tels sont les signes physiques, qui joints aux
antécédents et aux légers symptômes rationnels con -
comitants, dénotent l'existence d'une maladie tuberculeuse des poumons, laquelle n'a pas dépassé sa
première période anatomique

Dans la circonstance spéciale que je signale, la
fièvre se manifeste quelquefois par accès réguliers
dont le début est caractérisé par l'horripilation et le
refroidissement des extrémités ; cette fièvre affecte le
plus souvent le type quotidien ou le type double-
tierce, c'est-à-dire, que de deux jours l'un l'accès se
produit avec plus d'intensité. Il est des cas, au contraire, où les accès sont irréguliers et variables quant
à leur force. Leur durée, l'heure de leur apparition,
le plus souvent, c'est le soir que le pouls, déjà fréquent, vif et tendu, exagère les caractères que je
viens de lui assigner Dans le cas présent, quel rapport existe-t il entre la fièvre et la lésion organique
du poumon ? La première est-elle essentiellement
symptômatique de la seconde ? Je crois que oui ; en
admettant toutefois qu'il est des circonstances, où

une véritable fièvre intermittente peut exister parallèlement à la maladie pulmonaire. Je n'ignore pas
que si on ne considère que l'étendue ou le degré
d'évolution de la lésion organique, abstraction faite
de toutes les conditions de vitalité inhérentes au sujet, il sera difficile d'établir une corrélation directe
entre la fièvre et l'altération anatomo-pathologique de
laquelle elle dérive. En effet, des lésions beaucoup
plus étendues et beaucoup plus avancées existent
sans susciter de pareilles manifestations symptômatiques. Il faut donc établir un rapport spécial, individuel, entre une lésion déterminée dont le degré est
variable, et une susceptibilité de réaction dont l'intensité se mesure ordinairement par la somme d'irritabilité nerveuse dévolue au malade qui fait le sujet
de l'observation. Ce n'est pas tout, il faut qu'un travail actuellement actif s'opère au sein du parenchyme
pulmonaire affecté de maladie Activité morbide plus
ou moins circonscrite dans l'organe respiratoire,
éréthisme nerveux et ébranlement fébrile ; tels sont
les éléments générateurs et constitutifs du fait que je
signale actuellement. Le rapport de la lésion organique et du travail pathologique qui se réalise en elle
avec la manifestation pyrétique, n'est donc que con-
ditionnel et corrélatif à des conditions dynamiques
individuelles.

Cet état pathologique contre-indique au moins temporairement l'administration des Eaux-Bonnes, parce que l'action de ces dernières sur-excite le système

nerveux et le système circulatoire , et ne peut conséquemment que redoubler l'intensité des accidents
thoraciques et généraux , au lieu de les amoindrir
ou de les détruire. A plus forte raison , la contre-
indication de l'administration des Eaux-Bonnes résul-
tera de l'existence d'une fièvre hectique continue
exacerbante , liée d'une manière directe à la fonte
tuberculeuse, à la résorption purulente, à la suppuration de la plèvre, etc., etc. L'action stimulante des
Eaux-Bonnes ne peut manquer d'aggraver alors les
phénomènes inflammatoires, de précipiter leur marche, et de donner à la fièvre une intensité nouvelle.
Avant tout et préalablement à l'administration des
eaux , il faut réduire la maladie représentée à l'esprit par la lésion anatomique et l'activité morbide
qui l'a créée, l'entretient et l'aggrave , il faut, dis-je,
réduire la maladie à cet état d'asthénie et d'immobilité qui nécessite l'emploi d'une médication stimulante et résolutive. Il n'est peut-être pas de maladie chronique des organes vocaux et respiratoires ,
dans le traitement de laquelle l'usage des Eaux-
Bonnes ne puisse trouver son application ; l'opportunité de cet usage constitue toute la difficulté.

Contre-indication tirée de l'hémoptysie. — L'hémoptysie ne dépend pas toujours des mêmes causes ;
tantôt , mais rarement , elle se trouve liée dans sa
production à une disposition générale que l'on a dé-
signée sous le nom de diathèse hémorrhagique. Tan-

tôt , dans le scorbut , par exemple , et dans les états morbides qui participent plus ou moins de la nature de cette affection , elle est symptômatique d'une lésion simultanée des solides et des liquides de l'économie tout entière. L'hémoptysie envisagée sous des rapports étiologiques de cette nature est peu importante au point de vue de l'administration des Eaux-Bonnes. Il est une autre cause de pneumorrhagie qui réside dans la suppression totale ou partielle de certains flux de sang normaux, ou devenus à titre d'élimination humorale un besoin consacré par une longue habitude ; je veux parler de la suppression des menstrues et de l'écoulement sanguin fourni par les tumeurs hémorrhoïdales : il s'agit ici d'une déviation de la fluxion hémorrhagique qui, au lieu de s'opérer sur les vaisseaux utérins ou hémorrhoïdaux , s'opère sur le poumon. Un certain nombre de femmes phthisiques et même exemptes de tubercules pulmonaires crachent du sang aux approches de la période menstruelle ou pendant la durée de cette période.

Il arrive assez fréquemment que la pneumo-hémorrhagie se trouve liée à l'existence d'un état fluxionnaire habituel , dirigé vers la tête dans le jeune âge et pendant l'adolescence , mais dévié plus tard et venant aboutir aux organes respiratoires. Je dois faire observer ici que je me suis convaincu bien souvent que les épistaxis fréquentes observées chez les enfants et chez les jeunes gens , jusqu'à l'âge de vingt ans , coïncidaient avec une tuberculisation plus ou

moins étendue des poumons La gène de la circulation cardiaço-pulmonaire explique jusqu'à un certain point dans ce cas l'existence de ces hémorrhagies nasales qui ont quelque chose de mécanique et
de passif. Plus tard, les tubercules devenant plus
nombreux ou parcourant les diverses phases de leur
évolution, suscitent un effort congestif dans le lieu
même qu'ils occupent. Dès lors, l'épistaxis ne se produit plus ; mais une hémorrhagie bronchique, subs-
tituée à l'hémorrhagie nasale, attire l'attention et révèle l'existence de la maladie des poumons.

Ceci m'amène à dire que presque toutes les pneu-
morrhagies sont symptômatiques de l'accumulation
de la matière tuberculeuse dans les organes respiratoires : cette extravasation du sang n'est autre chose
qu'une complication de la phthisie pulmonaire ; et, à
ce point de vue, elle ne rentre nullement dans l'ensemble des symptômes essentiellement constitutifs de
cette cruelle maladie. Il est enfin des exhalations
sanguines bronchiques ou interstitielles qui recon-
naissent pour cause les maladies organiques du
cœur. Je considère avec Gendrin ces extravasations
hématiques comme entachées de passivité. Telles
sont les principales causes qui, à part les circonstances de tempérament, d'état spasmodique, etc., etc.,
rendent raison des hémorrhagies pulmonaires. Ces
préliminaires une fois établis, quel est l'élément fondamental de toute hémorrhagie active ? la fluxion
sanguine : celle-ci, fixée sur un organe et non sui-

vie d'évacuation de sang, peut passer à l'inflammation. L'hémorrhagie, ainsi que les mouvements qui
la préparent et la soutiennent, sont donc des phénomènes qui ont de l'affinité avec l'inflammation elle-
même. Une conséquence toute logique à déduire de
cette dernière proposition, c'est que lorsqu'on a de
graves raisons de redouter une pneumorrhagie, il
faut administrer les Eaux-Bonnes avec beaucoup de
circonspection ou s'abstenir de leur emploi. Une ou
plusieurs hémoptysies se sont-elles récemment mani-
festées, il est nécessaire d'attendre pendant un temps
plus ou moins long, avant de recourir à la médication hydro-sulfureuse. En effet, il est urgent que préalablement à l'administration d'un remède stimulant,
tous les symptômes sthéniques ou inflammatoires qui
ont accompagné et suivi l'hémorrhagie soient complètement calmés. Si on n'use de cette précaution, on
s'expose à reproduire l'extravasation sanguine, en
excitant intempestivement le système circulatoire.
Quel but peut-on se proposer en administrant les
Eaux-Bonnes à la suite d'une hémoptysie, si ce n'est
d'amener la résorption des matériaux du sang, infiltrés dans la trame des poumons? Dès lors, il devient
absolument indispensable d'attendre que les tendances fluxionnaires ou phlegmasiques soient suffisamment éteintes. Stimule-t-on une tumeur blanche ar-
ticulaire, qui présente des phénomènes inflammatoires ou fluxionnaires évidents? il est assez fréquent
de voir arriver aux Eaux-Bonnes des malades qui

depuis trop peu de temps viennent d'échapper aux
accidents d'une hémorrhagie pulmonaire, le plus
souvent symptômatique d'une dégénérescence tuberculeuse des organes respiratoires. Quelques-uns
d'entre eux sont encore agités par un mouvement
fébrile; enfin, il n'est pas excessivement rare de
rencontrer, aux eaux thermales sulfureuses des
Pyrénées, des malades affectés simultanément de
tubercules pulmonaires, de maladies de cœur portées
à un haut degré, d'hémoptysie, et de fièvre hectique.
Si on avait affaire aux malades de la première catégorie, il faudrait s'abstenir temporairement d'administrer les eaux ou donner celles-ci à des doses très
faibles. Si par hasard il se présentait des sujets appartenant à la seconde, il faudrait se garder de les
soumettre à la médication hydro-sulfureuse.

Contre-indication tirée de l'éréthisme nerveux. —
L'état nerveux très-prononcé n'est pas une circonstance favorable à l'administration des Eaux-Bonnes.
Les médecins observateurs savent très-bien qu'il
existe une variété de ce que l'on est convenu d'appeler rhumatisme (cette variété mérite pour le moins
la dénomination de rhumatisme nerveux), laquelle
loin d'être guérie par les eaux sulfureuses de Luchon, de Barèges ou de Cauterets, est au contraire
exaspérée par elles. Or, les toux spasmodiques essentielles, les névroses du pneumogastrique, et même
les autres maladies du poumon dans lesquelles l'élé-

ment nerveux affecte une prédominance excessive , courent risque d'être aggravées par l'usage des Eaux-Bonnes, si on n'administre celles-ci avec ménagement L'existence d'un tempérament sanguin-nerveux très prononcé doit encore rendre circonspect dans l'emploi de ces mêmes eaux. En effet , la mobilité nerveuse , combinée avec la fluxion sanguine congestive, hémorrhagique ou inflammatoire qu'elle subordonne, venant à être mise en jeu par l'action stimulante de l'eau sulfureuse, on comprend toutes les conséquences fâcheuses d'un pareil événement. Si l'indication majeure à remplir doit se déduire , dans le moment présent, de l'existence des deux éléments morbides que je viens de signaler, certainement les Eaux-Bonnes ne sauraient atteindre le but. Leur emploi pourra être utilisé plus tard, mais à condition qu'un changement notable aura été opéré dans la constitution de la maladie, et qu'une indication réelle, positive, bien définie, restera encore à remplir. La médecine pratique est tout entière dans la détermination des indications ; elle n'est pas, elle ne saurait être ailleurs. Les indications elles-mêmes résultent de mille circonstances diverses, passées au creuset d'une laborieuse analyse ; et les applications de l'art sont fécondes surtout par l'opportunité de l'action. Celui qui sait saisir l'occasion, voilà l'homme.

Il me reste encore quelque chose à dire au sujet de l'éréthisme nerveux excessif considéré comme

contre-indication de la médication hydro-sulfureuse,
et même de toutes les médications actives. Un certain
nombre de malades ont vécu et vivent encore sous
l'influence de causes anti-hygiéniques, et surtout
d'impressions morales tristes, qui ont exalté à un haut
degré la sensibilité et l'irritabilité nerveuses. L'état
dans lequel se trouvent ces malades consiste dans ce
qu'il a de sensible, et dans ses rapports spéciaux avec
l'action des agents thérapeutiques, dans une facilité
extrême à l'établissement d'une réaction exagérée.
Il y a pour ainsi dire une révolte, une intolérance
absolue de tous les appareils organiques à l'encontre
des médicaments non-seulement les moins énergiques,
mais encore les plus faits en apparence pour combattre l'éréthisme nerveux. On dirait que dans les
cas extrêmes de ce genre, le malade est devenu trop
sensible, trop irritable, trop mobile, pour supporter
l'impression quelconque d'un agent modificateur. Il
suffit alors qu'une action s'exerce sur lui en tant
qu'action, pour qu'instantanément et sans se laisser
dominer par la propriété calmante, narcotique ou
anti-spasmodique de l'agent médicamenteux, le système nerveux entre en convulsion, et suscite en
quèlque sorte une insurrection organique désor-
donnée et sans but. Les affections morales tristes et
longtemps prolongées, produisent, chez les femmes
surtout, cette modification vicieuse des forces mo-
trices et sensitives. Chez les malades ainsi sur-excités,
il est nécessaire de tenir compte des antécédents ; de

mesurer, s'il est possible, le degré de la sensibilité;
de constater les aberrations ou les modes vicieux de
celle-ci manifestés souvent à l'occasion de circonstances insignifiantes. J'ai rencontré maintes fois
des malades névropathiques irritables à ce point,
que chez eux toute impression tournait à mal.
J'étais obligé de m'abstenir. Voilà pour le degré extrême; mais comme les extrêmes sont heureusement
des exceptions, je ne signale les faits qui les représentent que comme des types, desquels relèvent les
faits secondaires et beaucoup plus nombreux du
même ordre.

Contre-indication tirée des sueurs. — Les sueurs
abondantes, partielles ou générales, apparaissent ordinairement comme symptôme caractéristique de la
troisième période de la phthisie. Elles coïncident avec
la fièvre hectique, la résorption purulente, la diarrhée colliquative, etc., etc. Il est évident que le
fait seul de leur présence à cette phase de la maladie,
implique la contre-indication de l'administration des
Eaux-Bonnes, au moins à des doses considérables,
mais il se présente des cas exceptionnels où les choses ne se passent pas ainsi. Les sueurs sont quelquefois à la peau, ce que les gastrorrhées sont à l'estomac, les enterorrhées aux intestins, les broncor-
rhées à l'arbre bronchique. J'ai rencontré des malades chez lesquels des sueurs générales et profuses
existaient depuis plusieurs années, en l'absence de

toute suppuration des organes pulmonaires. J'ai
donné, il n'y a pas longtemps, des soins à une personne qui était affectée d'une phthisie tuberculeuse,
dont les symptômes rationnels paraissaient remonter
à vingt ans, et qui avait éprouvé pendant ce laps
de temps des sueurs générales, abondantes. Celles-
ci se manifestaient surtout le matin, et ne laissaient
pas que de causer un affaiblissement considérable.
Certaines sueurs sont essentiellement liées à un état
général d'asthénie, dont elles ne sont qu'un symptôme. La médication tonique remédie ordinairement
à un pareil accident, qui peut devenir redoutable,
parce qu'il ruine à la longue les forces de la constitution. Toutes les excrétions humorales sont, au
reste, entachées du même inconvénient; et, considérées en tant que causes débilitantes, elles favorisent le développement de la cachexie tuberculeuse,
ou précipitent la marche de cette cachexie une fois
développée. Si donc il existait des sueurs abondantes jointes à une débilité générale, qui pût, jusqu'à
un certain point en rendre raison, chez un malade
affecté d'ailleurs de bronchite chronique, de bron-
chorrée compliquée ou non de tuberculisation pulmonaire au premier degré, il serait évidemment indiqué d'administrer les Eaux-Bonnes, nonobstant
l'existence de cette sueur, ou plutôt à cause de sa
présence. Il serait d'ailleurs rationnel de combattre
la faiblesse cutanée par des moyens appropriés, en
même temps qu'on dirigerait plus spécialement l'em-

ploi de la médication sulfureuse contre la maladie thoracique

A côté des faits précédents, il est nécessaire d'en signaler d'autres, qui ont une signification toute contraire. Il n'est pas rare de rencontrer des malades affectés de maladies chroniques des poumons chez lesquels des sueurs, même très abondantes, se trouvent liées à l'existence d'une lésion peu avancée, anatomiquement parlant, mais active dans ses progrès cachés et compliquée sans aucun doute d'hypérémie, d'irritation et même de phlegmasie. Dans ces cas, tous les médicaments stimulants augmentent l'intensité de l'excrétion sudorale. Le traitement antiphlogistique, dans ses nuances variées, convient seul, même chez les sujets affaiblis. La sueur cesse sous l'influence de ce traitement, avec la cause qui la tenait sous sa dépendance. Il résulte de ce que je viens de dire, que dans les cas que je signale, et qu'il est très important de distinguer, les Eaux-Bonnes sont contre-indiquées Bien que je ne relate pas d'observations détaillées à l'appui de toutes mes assertions, on peut les considérer non pas comme des vues théoriques de l'esprit, mais comme le résultat d'une observation rigoureuse des faits et de l'expérience clinique.

Contre-indications tirées des symptômes pectoraux. - -Les symptômes locaux, rationnels, qui traduisent par leur manifestation les souffrances intérieures, sont : pour la poitrine, la dyspnée, la dou-

leur, la toux, l'expectoration, le sentiment de plénitude et de chaleur intérieures, etc., etc. Ces symptômes ne sont pas toujours en rapport, par leur intensité, avec l'étendue ou le degré d'évolution de l'altération organique. Ici, comme toujours, la corrélation proportionnelle entre le symptôme et la lésion
n'a rien d'absolu, rien de fixe, rien de rigoureux et
d'immuable. Après cinquante ans de travaux, nous
sommes obligés d'avouer que le rapport du symptôme
à la lésion est un fait relatif, qui ne saurait être formulé que d'une manière restrictive ; point d'anatomo-
pathologiste qui ne convienne aujourd'hui de cette
vérité unanimement consentie. Or, ceci m'amène à
dire ce que chacun sait et peut constater, savoir : que
des douleurs nulles, médiocres, vives, très-intenses,
atroces même, peuvent coïncider avec le même degré d'altération du parenchyme pulmonaire. Ce que
je dis de la douleur, on peut le dire également et
dans le même sens de la toux, de la dyspnée, de la
chaleur intra-thoracique, de l'expectoration, etc.
Au point de vue de la thérapeutique, la doctrine de
l'individualité pathologique est la seule soutenable :
autant de sujets malades, autant de problèmes à résoudre. Hufeland, le médecin le plus praticien de ce
siècle, a dit, avec juste raison : *le point fondamental
de l'art est de généraliser les maladies le plus possible, et d'individualiser le malade dans la même pro-
portion.* C'est, imbu de ces idées, qu'il faut aborder
la pratique médicale, établir mentalement le rapport

dynamique qui lie la lésion anatomique, lorsqu'elle existe, à sa manifestation phénoménale, objective et subjective ; interpréter la valeur absolue et relative de chaque symptôme, envisagé en lui-même et dans ses connexions avec tous les éléments constitutifs de chaque histoire pathologique ; telle est la marche que doit suivre le médecin.

Une déduction logique de ces principes , c'est qu'aucun symptôme ne doit constituer une contré-indication absolue de l'administration des Eaux-Bonnes. Tout dépendra de la corrélation des symptômes entre eux , avec la lésion organique et avec l'état général du malade. Tel sujet n'éprouve pas de dou-leur thoracique, pas de fièvre, à peine de l'expecto-ration et de la toux ; cependant, l'auscultation prouve que des tubercules existent dans le parenchyme pul-monaire, l'oreille perçoit pendant l'inspiration seu-lement, ou pendant l'inspiration et l'expiration à la fois, des bruits de craquement tendant à l'humidité. Une stimulation vive peut, dans ce cas, décider complètement la fonte tuberculeuse. Il convient donc d'être réservé dans l'usage des eaux. Dans une autre occurrence, la dyspnée est considérable, mais elle est apyrétique ; elle est liée à un engouement simple du poumon , à un état catarrhal des bronches capil-laires, compliqué d'une débilité générale : nonobstant l'existence de ce symptôme prédominant, et en raison du rapport dynamique établi entre la dyspnée et sa cause matérielle, l'administration des Eaux-Bonnes

doit être tentée. Je suppose qu'il existe une toux et
une dyspnée, qu'on a de fortes raisons de croire essentiellement nerveuses et spasmodiques, l'indication
de l'administration des Eaux-Bonnes apparaît moins
évidente que dans le cas précédent. Enfin, ces mêmes symptômes sont-ils liés à l'existence d'une maladie thoracique, compliquée d'un élément inflammatoire, l'action des Eaux-Bonnes ne pourra être
utilisée que plus tard, lorsque cet élément de maladie
aura été éliminé.

La chronicité, l'asthénie, l'état catarrhal, l'état
muqueux, la diathèse scrofuleuse, l'état lymphatique, la laxité des tissus, la congestion passive habituelle, une sensibilité un peu obtuse, une irritabilité
peu prononcée, la diathèse herpétique, les affections
rhumatique et hémorroïdale, la suppression de certaines sécrétions habituelles, les engorgements atoniques des tissus, compliqués ou non de la présence
de tubercules à l'état de crudité : telles sont les conditions pathologiques qui indiquent spécialement l'administration des Eaux-Bonnes, alors surtout que
par sa manifestation, l'état morbide affecte principalement les organes vocaux et respiratoires. L'état inflammatoire, l'éréthisme nerveux exagéré, la douleur excessive, l'état spasmodique violent, la fluxion
active, l'état pyrétique, la pléthore prononcée, les
sueurs colliquatives : telles sont les contre-indications
majeures, absolues ou relatives de l'administration
de ces mêmes eaux.

Contre-indication tirée de l'existence des maladies du cœur. — Les affections du cœur sont aujourd'hui très-fréquentes et compliquent assez souvent les diverses maladies qui attaquent les organes respiratoires. Lorsque le diagnostic des maladies thoraciques était enveloppé de cette obscurité qui ne s'est dissipée que devant le génie de Laënnec, il devait se manifester, à la suite de l'usage des Eaux-Bonnes, quelques accidents qu'il est facile de prévenir de nos jours. En effet, une contre-indication absolue ou relative, temporaire ou définitive, peut résulter de la constatation d'une maladie du centre circulatoire. Celle-ci est assez souvent exaspérée par l'effet stimulant des eaux sulfureuses, alors même que ces dernières ne sont administrées qu'en boisson. Je ne prétends pas dire que la constatation d'une maladie, même avancée du cœur, doive prohiber, d'une manière absolue, l'usage des Eaux-Bonnes ; mais elle doit commander une certaine circonspection, et faire adopter une médecine de tâtonnement. Il n'est pas très-rare de voir des malades, affectés exclusivement d'une maladie de cet organe, se diriger vers les eaux thermales sulfureuses des Pyrénées. Il est du devoir du médecin que ces malades consultent avant de faire usage des eaux, de ne pas les autoriser à entreprendre un traitement, qui ne saurait guère que leur être défavorable. Chez quelques sujets, en même temps qu'il existe une maladie du cœur, il existe aussi une maladie de la muqueuse ou du pa-

9

renchyme des poumons. En pareille occurence, il est
très-important de savoir si l'affection pulmonaire
(catarrhe, asthme, œdème, hémoptysie, etc), n'est
pas constituée exclusivement par des symptômes
plus ou moins dépendants de la maladie cardiaque.
Au reste, que les souffrances de l'organe respiratoire aient précédé ou suivi celles du cœur, on ne peut
nier les influences réciproques qui se sont établies ,
en tant que causes éventuelles d'accidents, entre les
lésions du cœur et celles du parenchyme pulmonaire.
Ainsi, que la maladie de l'organe central de la circulation soit primitive, ou qu'elle soit consécutive à la
maladie des poumons, il n'en est pas moins vrai que,
relativement à cette dernière, il faut en tenir compte,
lorsqu'il s'agit de soumettre un malade à l'action des
eaux sulfureuses.

En effet, nous le savons, une des propriétés des
Eaux-Bonnes c'est d'accélérer la circulation, de rendre les mouvements du cœur plus fréquents et plus
énergiques. Or, si ces eaux ont la puissance de produire un pareil résultat sur le centre circulatoire
des personnes qui jouissent d'une bonne santé , à
plus forte raison, doit-on attendre des effets identiques, lorsque ce médicament agira sur des individus dont le cœur a contracté un degré quelconque
d'altération anatomique , ou dont l'innervation cardiaque est susceptible d'être facilement et fortement
excitée On peut distinguer ; au point de vue qui
nous occupe, les maladies du cœur en *dynamiques* ,

organo-dynamiques et *organiques* proprement dites.
Les maladies purement dynamiques, sont celles
dans lesquelles tous les troubles de la circulation cen
trale peuvent, à la rigueur, être rapportés à des conditions autres que des conditions matérielles; de telle
manière qu'on reste convaincu, que ce qu'il y a de
mécanique dans les fonctions du cœur, n'est pas sensiblement altéré, par suite d'un changement physique,
appréciable, survenu dans une partie quelconque de
cet organe Il est souvent assez difficile d'arriver à une
pareille détermination, parce que les perversions
effectuées dans le dynamisme amènent le plus souvent, tôt ou tard, des perversions corrélatives dans
la nutrition ,et par tant dans le mécanisme des fonctions de certains organes. On sait que si ces derniers
exécutent des fonctions, celles-ci réagissent à leur
tour et dans une certaine mesure sur les instruments,
à l'activité desquels elles se trouvent essentiellement
subordonnées.

On peut désigner sous le nom d'organo-dynamiques, les maladies du cœur dans lesquelles la texture de cet organe est altérée à différents degrés, en
même temps qu'il existe un travail morbide, actuellement en activité et tendant à aggraver d'une manière indéfinie l'état anormal du viscère. Les cas de
ce genre sont les plus fréquents, mais que de nuances les différencient et les séparent! Il y a dans l'évolution progressive des maladies de long cours quel
que chose d'obscur, de latent, d'insidieux, qui est la

conséquence de la plus ou moins grande facilité avec
laquelle l'ensemble du système irritable et sensitif
tolère les lésions qui s'accomplissent ou qui sont
présentement accomplies dans la texture des paren-
chymes viscéraux. C'est imbu de pareils principes,
que le médecin doit examiner attentivement l'état
de l'organe central de la circulation, chez un sujet
qui depuis longtemps donne des signes plus ou moins
équivoques de maladie du cœur, et qu'il veut soumettre à l'action des eaux sulfureuses. En effet, il
ne faut pas qu'il s'expose à donner une impulsion
nouvelle à une maladie qui aurait eu des chances de
rester presque stationnaire. Enfin, les maladies purement organiques du cœur sont encore, au point de
vue convenu, celles qui sont complètement tolérées,
de manière à ce qu'il y ait harmonisation entre l'alté--
ration matérielle de l'organe et la modification corrélative de sa fonction. Dans ces cas, qui sont peut-être
moins rares qu'on ne pense, et qu'on retrouve de
temps en temps lorsqu'on observe avec attention, on
constate chez des sujets qui ont donné longtemps des
signes dynamiques de maladie du cœur, mais qui
actuellement ne présentent plus que de faibles perturbations dans les fonctions de ce viscère, on constate, dis-je, au moyen des signes physiques, l'existence d'une altération organique prononcée. Chez
quelques sujets, cette altération de texture est si parfaitement tolérée, que depuis plusieurs années l'organe jadis malade n'a donné en aucune occasion un

signe manifeste de souffrance. Toute activité morbide, tout travail anormal de nutrition, est éteint
dans le muscle cardiaque et ses annexes; dès-lors,
on peut considérer qu'il n'existe plus en lui que les
résidus matériels d'une maladie qui a complètement
disparu Il y a eu arrêt à peu près complet du mouvement pathologique, en même temps qu'immobilisation d'une lésion devenue irrévocablement indélébile. Cette immobilisation indéfinie d'une lésion matérielle au milieu des organes les plus importants, nous
permet, lorsqu'elle est solidement établie, d'agir
jusqu'à un certain point comme si elle n'existait pas,
tout en tenant l'œil ouvert sur toutes les éventualités.
Telles sont, sous le rapport dynamique, les distinctions que j'ai cru pouvoir formuler; elles doivent
servir principalement à la détermination motivée des
indications et des contre-indications. Quoiqu'il en
soit des observations qui précèdent, il résulte de l'expérience journalière, que dans les diverses conditions
anatomo-physiologiques du cœur que je viens de mettre en lumière, les Eaux-Bonnes, peuvent produire
des accidents. Assez souvent, en effet, on voit, sous
leur influence, les battements de cœur augmenter
en nombre et en intensité, l'impulsion de cet organe
devenir plus énergique, les bruits de souffle acquérir
plus de force, la dyspnée se prononcer davantage. Il
est des cas où cette exacerbation de la maladie du
cœur est essentiellement temporaire, à tel point, que
le malade finit par supporter sans inconvénient l'usage

du remède, qui dès les premiers jours avait amené
une perturbation notable. Nous avons dit plus haut
qu'il existait quelques sujets chez lesquels l'auscultation seule, unie à la percussion, révélait l'existence d'une condition organique anormale du cœur ;
or, chez ces individus l'usage des Eaux-Bonnes ne
cause souvent aucun trouble qui mérite d'être signalé. Sur trente-deux personnes affectées de maladie du cœur à des degrés divers, et soumises à
l'usage des Eaux-Bonnes, dix-huit n'ont éprouvé
aucune aggravation de cette maladie pendant l'administration de ces eaux.

On voit d'après ce chiffre que des observations
ultérieures ne peuvent modifier que jusqu'à un certain point, que l'existence d'une altération anatomique du cœur ou de ses enveloppes, même poussée à un
degré avancé, n'est pas une contre-indication absolue
de l'administration des Eaux-Bonnes, mais seulement
une contre-indication relative à l'intensité des accidents actuellement existants du côté du centre circulatoire, et à l'éventualité de ceux qui pourraient se
développer plus tard. Cette doctrine pratique dérive
évidemment de ce principe de pathologie, qu'il n'y a
aucune corrélation nécessaire entre l'altération matérielle d'un organe renfermée dans de certaines limites, et les troubles fonctionnels de ce même organe ;
et de cet autre principe de pathogénie et de thérapeutique, savoir : que l'action des agents morbides
ou médicamenteux n'est jusqu'à un certain point que

relative et nullement absolue, quelles que soient les conditions exactement identiques en apparence, dans lesquelles se trouvent placés les sujets sur lesquels ses agents doivent exercer leurs facultés pathogénétiques et curatives.

Je me résume : si la maladie du cœur existe comme affection exclusive ou principale, il est à peu près interdit de faire usage des Eaux-Bonnes, ainsi que de toutes les eaux sulfureuses. Si la maladie du cœur n'existe au contraire que comme complication d'un autre état pathologique, à la guérison duquel l'usage de ces eaux doive être favorable, la contre-indication de l'emploi de ces dernières ne sera que relative.

Contre-indications tirées de l'état des voies diges-tives. — Un des avantages les plus incontestables de l'action des Eaux-Bonnes consiste dans l'énergie qu'elle imprime très fréquemment aux fonctions digestives. Rétablir la nutrition languissante est souvent une indication capitale dans le traitement des maladies qui affectent une marche lente, et qui sont compliquées d'un état de débilité générale de la constitution. Mais il faut se hâter de dire qu'on ne peut pas toujours stimuler à son gré les organes digestifs, tout en faisant rester l'excitation médicamenteuse dans les limites d'une activité physiologique normale. Très fréquemment, les sujets atteints de maladies thoraciques anciennes éprouvent avant de prendre les eaux des accidents plus ou moins prononcés du

côté des voies digestives et de leurs annexes; on ren
contre chez eux les divers groupes de symptômes
auxquels on a assigné les noms de gastralgie , de
gastro-entéralgie , de dyspepsie , d'hépatalgie , d'hé-
patite , de gastrite et de gastro-entérite chroniques :
nous n'ignorons pas , d'ailleurs, que l'affection tuberculeuse manifeste ses effets sur le tube intestinal , et
que la diarrhée colliquative se rattache , comme
symptôme constitutif , à la dernière période de la
phthisie pulmonaire. Nous avons vu d'une autre part
quels étaient les effets produits sur l'estomac et sur les
intestins par l'administration des Eaux-Bonnes ; et
nous avons constaté quelle était la nature et l'intensité des accidents qu'elles pouvaient développer sur
les organes que je viens de nommer. C'est , appuyé
sur ces données diverses , que nous devons distinguer éventuellement les circonstances qui contre-
indiqueront d'une manière absolue ou relative l'usage
de ces eaux.

Si les signes d'irritation nerveuse ou sanguine de
l'estomac sont positifs et nombreux, les eaux devront
être administrées à doses très faibles ; il sera en outre
indiqué d'atténuer l'action irritante de ce médicament
par son mélange avec du lait ou une décoction muci-
lagineuse. L'augmentation de la quantité d'eau sera
lente et graduée de manière à pouvoir maîtriser les
événements. En usant de ces précautions, on arrivera
assez souvent à faire tolérer par le tube digestif, con-
formément aux lois de l'assuétude , des doses assez

considérables d'eau minérale. Si l'estomac et les intestins se révoltent absolument, il faudra suspendre,
au moins pour le moment, l'administration des eaux.
Dans les cas où il existe des diarrhées atoniques,
l'usage des Eaux-Bonnes amène la suspension de ces
dernières, tandis que le même agent médicamenteux
aggrave les flux intestinaux qui existent sous l'empire d'un état phlogistique et de l'éréthisme nerveux
abdominal. C'est en tenant compte de toutes ces circonstances et de plusieurs autres, que je ne puis
toutes signaler, que le praticien intelligent établira
les indications ou les contre-indications des Eaux-
Bonnes envisagées au point de vue qui nous occupe.

Toutefois, un fait capital qu'il ne faut jamais perdre de vue, c'est que le tube intestinal est la source
et comme la racine première de la vie nutritive, qu'il
faut à tout prix maintenir les fonctions de cet appareil organique, et qu'à tout prix encore il faut se
garder de leur porter une atteinte dont les conséquences éloignées ne sauraient être calculées.

Ce que j'ai dit touchant les indications et les contre-
indications de l'usage des Eaux-Bonnes, ne doit pas
toujours être adopté d'une manière absolue. Dans
notre science, chacun le sait, toutes les règles ont
leurs exceptions. L'expérience a prouvé, en effet,
que, dans quelques cas, la présence de la diarrhée
et des sueurs colliquatives, de la fièvre hectique et
de l'expectoration purulente liée à des ulcérations du
parenchyme des poumons, n'a pas empêché les Eaux-

Bonnes, administrées à des doses considérables, d'opérer des guérisons excessivement remarquables et tout-à-fait inattendues. Les observations d'Antoine Bordeu, qui n'ont pas vieilli parce que les faits sont impérissables, prouvent suffisamment ce que j'avance. Ce médecin investigateur et laborieux, qui a écrit le premier sur les Eaux-Bonnes, qui le premier les a administrées en boisson, nous a laissé un recueil d'histoires médicales qui nous prouve qu'il ne faut pas désespérer de la guérison au milieu des circonstances les plus graves. Certes, les observations de Bordeu n'ont pas la précision diagnostique que l'on pourrait donner à l'histoire d'une maladie recueillie de nos jours ; et, contrairement à son opinion, il est douteux que les engorgements tuberculeux se résolvent complètement. D'un autre côté, l'anatomie pathologique nous a démontré que les abcès simples du poumon sont des conséquences rares des diverses nuances de l'inflammation établie dans ce viscère. Les cas bien constatés de collections purulentes trouvées à l'autopsie dans les profondeurs de la trame cellulo-vasculaire des poumons, et rapportés dans le Traité de la Pneumonie du professeur Chomel, sont relativement très-peu nombreux. Il est donc possible que dans telle et telle circonstance, où Bordeu était convaincu qu'il existait des ulcères simples ou tuberculeux des organes respiratoires, et que le malade crachait du pus ou de la matière tuberculeuse, il s'agissait simplement des bronchorrées pu-

rulentes telles que celles qui ont été décrites par
Bayle dans son Traité de la Phthisie. Ce doute que
j'émets, et qui ne doit pas être fondé pour tous les
cas, m'amène à répéter que l'observation du temps
d'Antoine Bordeu ne pouvait pas être absolument
l'observation de nos jours. A cette époque, les notions étaient moins précises, les distinctions nosologi-
ques moins aisées, les degrés et les périodes des maladies plus difficiles à déterminer. Le diagnostic dif-
férentiel était à peu près impossible en l'absence de
l'anatomie pathologique et des moyens physiques
d'investigation. Après s'être formé pendant trente ans
aux leçons de l'expérience, après avoir fait, sans
aucun doute, beaucoup d'analyse clinique, Bordeu,
en exposant ses idées, procéda par voie de synthèse;
il formula son opinion, basée sur ses recherches per-
sonnelles, et se contenta de dire : les Eaux-Bonnes
guérissent telle et telle maladie. Comme tous les médecins qui ont beaucoup vu et beaucoup réfléchi, il
résuma ses observations en un petit nombre de propositions, qu'il appuya par l'exhibition de quelques
faits types.

Quelle que soit l'opinion qu'on adopte, on con-
viendra que les cas pathologiques relatés par Bordeu
étaient des cas excessivement graves dans lesquels il
y avait fièvre hectique, sueurs nocturnes, diarrhée
colliquative, expectoration puriforme si non purulente, émaciation, aridité et sécheresse de la peau, etc.
Si on s'en réfère à cette symptomatologie extérieure,

la mort était imminente. Or, quand bien même, abstraction faite des maladies tuberculeuses, les Eaux-Bonnes ne procureraient que des guérisons semblables à celles rapportées par Bordeu, ces eaux ne constitueraient-elles pas un des agents les plus puissants et les plus précieux de la thérapeutique ? Il ne faut pas oublier, en parlant d'Antoine Bordeu, que le premier il traça une histoire médicale des Eaux-Bonnes, et que l'homme qui ouvre la marche dans une voie quelconque, est toujours celui à qui revient la plus grande part de gloire, quelle que soit relativement l'imperfection de son œuvre.

Ce que je viens de dire ne prouve nullement, ainsi qu'on le verra dans le chapitre qui va suivre, que je donne mon approbation au traitement trop énergique que Bordeu faisait subir aux malades affectés de maladies thoraciques graves. Les quantités d'eau administrées par lui dès le début étaient beaucoup trop considérables. Mais ce qu'il ne faut pas perdre de vue, c'est que le danger apparent d'une maladie ne nous donne pas toujours la mesure de son incurabilité. Plus de méthode, plus de circonspection dans le traitement, basé lui-même sur des notions pathologiques plus positives, tel est le seul changement que doivent apporter dans notre activité thérapeutique les notions mieux définies du résultat que nous poursuivons et du moyen qui doit nous aider à l'obtenir.

QUANTITÉ D'EAU A PRENDRE, INTENSITÉ DE LA MÉDI-
CATION HYDRO-SULFUREUSE.

La quantité d'eau que le malade doit prendre est
très variable. La dose de ce médicament, dont il
faut toujours respecter l'action énergique, est subor-
donnée à l'état actuel du malade, aux accidents développés antécédemment à la maladie dont il est affecté, à la nature de celle-ci, aux conditions de tempérament, de constitution d'idiosyncrasie, etc., etc.
Malheureusement on ne peut jamais déterminer *à
priori* d'une manière absolue, quelles que soient les
lumières dont on a cherché à s'entourer, quels seront les effets produits par l'ingestion quotidienne de
telle ou telle quantité d'eau sulfureuse. Toutes nos
prévisions peuvent être jusqu'à un certain point dé-
jouées par l'exagération de l'excitabilité liée à un
tempérament nerveux excessivement prononcé, et
par le développement de tel ou tel élément pathologique qui complique la maladie principale ou constitue lui-même ce qu'elle a de fondamental (douleur,
spasme, éréthisme nerveux, fluxion, pléthore, inflammation). Du temps d'Antoine et de Théophile
Bordeu, les malades buvaient des quantités énormes
d'eau sulfureuse. Le premier croyait que c'était souvent trop *de cinq ou six livres d'eau de Bonnes par
jour, et que c'était toujours assez.* Le second exprime exactement les mêmes convictions dans une

de ses lettres à Madame de Sorberio (voyez pag. 67) :
« On consomme, dit-il, *cinq ou six livres d'eau en
trois prises ; et il y en a fort peu à qui cette dose ne
suffise pas.* » D'après Antoine Bordeu, le malade
pouvait faire usage des eaux *pour sa boisson ordinaire.* Je ne sais sous l'influence de quelles idées,
beaucoup de malades prenaient les eaux pendant
neuf jours seulement, se réservant sans doute de
compenser la brièveté du traitement par son intensité. Bordeu s'élève contre ces neuvaines d'une nouvelle espèce, et qu'il appelle *neuvaines des eaux.*
Quoique ceci ne se rattache pas directement à la
question que je traite en ce moment, je crois pouvoir ajouter que Bordeu permettait de prendre des
bains en tout temps, excepté celui de la digestion.
Aujourd'hui nous vivons sous l'empire d'autres idées
au sujet de la quantité d'eau que nous devons administrer à la généralité des malades. Quant aux bains
d'eau minérale, ils ne sont de nos jours employés
que par exception dans le traitement des maladies
thoraciques.

Les Eaux-Bonnes peuvent être données à des doses qui varient d'un quart de verre à six verres, que
le malade prend dans la journée. Il est vrai de dire
que le plus souvent il n'y a pas lieu de dépasser la
dose de trois verres, et que fréquemment encore on
est forcé de rester en deçà de cette quantité, même à
l'époque la plus avancée du traitement. Le médecin
chargé de diriger l'administration de ces eaux doit

toujours commencer par en ordonner des quantités médiocres, même lorsque toutes les probabilités semblent l'autoriser à débuter d'une manière plus énergique. Il vaut mieux, en effet, rester quelques jours en deçà de la limite que de dépasser celle-ci. Les médications brusquées ne conviennent guère, lorsqu'on les adapte au traitement d'une maladie chronique ; la méthode curative doit être calquée sur la marche de ces maladies. Elles progressent lentement ; elles doivent rétrocéder avec lenteur. En général, elles s'accommodent mal des excitations subites et peu ménagées, alors même que leur élément matériel est constitué par un engorgement susceptible de résolution. Que surviendrait-il donc, si on adressait ces eaux à des maladies susceptibles de dégénérer ou d'arriver à une période caractérisée par le ramollissement, la fonte et l'élimination de produits accidentels ?

De cette dernière circonstance, découle la nécessité de porter un diagnostic rigoureux, basé non-seulement sur l'anatomie pathologique, mais encore sur l'analyse approfondie de tous les éléments constitutifs de la maladie. La notion de cette dernière et celle du malade étant acquises, si la contre-indication de l'administration des Eaux-Bonnes n'existe pas, c'est néanmoins avec circonspection et mesure qu'il faut prescrire l'emploi de ce remède énergique. Il est toujours prudent de commencer par des doses médiocres, d'administrer au plus, dès le premier

jour, un verre d'eau le matin et un verre d'eau le
soir , et de n'augmenter progressivement cette quantité , qu'après avoir interrogé toutes les fonctions et
s'être assuré que le médicament est convenablement
toléré. Il est important, en effet , que l'activité médicamenteuse soit renfermée dans de certaines limites, dont le médecin autant qu'il en a le pouvoir, ne
doit pas lui permettre de sortir. Le moindre inconvénient auquel on s'expose , lorsqu'on ne se conforme pas à ces préceptes , c'est d'être obligé de suspendre l'administration des eaux , pour combattre
des accidents exclusivement imputables à une pré-
cipitation intempestive. Cette mesure de prudence
que je réclame à l'encontre de l'administration des
Eaux-Bonnes , il y a longtemps que je l'ai adoptée
au sujet de l'emploi de tous les médicaments héroïques. Dès le début , je reste toujours au-dessous des
quantités généralement prescrites ; et je me garde bien
de considérer une formule exclusive comme le régu-
lateur de mon activité. Les formules renfermées dans
un cercle inextensible m'ont toujours paru à tous les
points de vue incompatibles avec le génie de la médecine pratique. Les médicaments s'adressent à des
individualités pathologiques qui s'analysent et s'appré-
cient, mais qui ne s'additionnent pas pour aller se perdre dans une unité mensongère. Malgré cette circonspection qui pourra paraître exagérée, j'ai éprouvé
quelques mécomptes ; que me fut-il donc advenu, si
j'eusse agi sous l'impulsion de principes opposés ?

Dans le traitement des maladies chroniques, la suite et la méthode doivent s'allier à une sage lenteur qui n'exclut nullement l'énergie progressivement croissante des médications appropriées. *Sat citò, si sat benè.* D'ailleurs, le médicament ne doit être envisagé que dans son action relative. Qu'importe la quantité de ce dernier, pourvu qu'il détermine des changements capables d'opérer la guérison. Ceci devrait surtout être bien compris par les malades ; impatients d'obtenir un allégement à leurs souffrances, ils désirent boire, dès le début, une grande quantité d'eau. Ils devraient comprendre qu'ils en boivent toujours assez, si les effets de la médication hydrosulfureuse se manifestent à un degré reconnu suffisant par le médecin qui les dirige.

Il a été un temps où on paraissait fortement imbu de cette idée, que pour guérir une maladie dans le traitement de laquelle les eaux sulfureuses étaient indiquées, il fallait déterminer à l'aide de ces dernières un ébranlement considérable. Aussi ces eaux étaient-elles alors administrées à des doses énormes ; et avec d'autant plus de chances de produire des effets désastreux que le diagnostic exact des maladies thoraciques étant impossible, on ne savait jamais au juste quelle était la nature, l'étendue ou le degré de la maladie que l'on se proposait de combattre. On était convaincu qu'il était nécessaire de déterminer une modification profonde de l'économie vivante ; et on la demandait à une sorte de métasyncrise imitée des anciens méthodistes. La théorie de la coction et des crises empruntée à la doctrine d'Hippocrate, voulait que dans les maladies de long cours on suscitât une fièvre artificielle destinée à amener la guérison. La nature abandonnée à elle-même était impuissante; il fallait, pour me servir des expressions consacrées à cette époque, lui extorquer des crises salutaires On sait que ces crises consistaient principalement en évacuations humorales dont la nature pouvait être fort variable. Dans un passé qui est déjà loin de nous par les idées, Dumas et Pujol ont publié des mémoires couronnés, où ils traitent d'une manière très savante de l'art de susciter la fièvre pour obtenir la guérison des maladies chroniques. C'est encore sous l'influence de cette idée, que le malade, soumis à l'usage des eaux minérales sulfureuses, devait traverser une période de stimulation destinée à convertir temporairement la maladie chronique indolente en une maladie aigüe essentiellement active; c'est, dis-je, sous l'influence de cette idée que Théophile Bordeu a rédigé les observations qu'il a insérées dans son Traité des maladies chroniques. (1)

_____

(1) Antoine de Bordeu ne dit nulle part, en propres termes, que pour amener la guérison il faille susciter la fièvre. Voici en substance, les opinions de ce médecin, au sujet du traitement des maladies chroniques, de l'action des Eaux-Bonnes et des propriétés curatives de ces eaux. Il prétendait qu'il n'existait pas de béchique et d'expectorant plus recommandable que ces sources minérales; elles ont, dit-il, la vertu singulière de porter à la poitrine, d'augmenter plus que tout

Il y a du vrai dans cette manière d'envisager le traitement de ces dernières maladies, mais l'exagération de pareils principes ne saurait amener que de mauvais résultats. Une formule générale qui tend à établir comme règle, qu'il faut susciter un état fébrile pour guérir toute maladie chronique actuellement apyrétique, serait essentiellement dangereuse. Les praticiens de nos jours sont tellement convaincus de ce que j'avance, que toutes les fois que, par le progrès de cette maladie, un travail phlegmasique

---

autre médicament la sécrétion du suc bronchial et celle de la transpiration du poumon. Il n'est pas, ajoute-t-il, de béchique *qui échauffe moins*, elles ont la propriété de *mûrir* toutes sortes de rhumes, elles font cracher copieusement et en fort peu de temps, elles *allègent* le poumon et facilitent ses mouvements. Non seulement, d'après cet auteur, elles dégagent la poitrine en portant à la peau et en augmentant la sécrétion des reins, mais encore en procurant des évacuations du côté de la trachée. Au milieu des qualifications qu'il prodigue aux Eaux-Bonnes, on remarque entre toutes les autres celle *de doux fondant*. Les observations d'Antoine Bordeu tendent toutes à mettre en lumière la vertu expectorante et curative de ces eaux. Il tient à démontrer, que dans tel et tel cas elles ont fait expectorer abondamment; mais il ne dit pas dans quelles circonstances on peut ainsi pousser à l'expectoration sans danger pour la vie du malade. En somme, il veut prouver qu'elles sont expectorantes et béchiques, et il administre ses preuves. Il compte tellement sur ces propriétés, qu'il fait prendre les Eaux-Bonnes dans toutes *les aigües allongées*, pour peu qu'il reste de l'embarras dans le parenchyme des poumons. Ces eaux lui tiennent en quelque sorte lieu de Kermès minéral : il n'attribue pas une grande importance à la fièvre envisagée comme complication; car, en lisant ses observations, on n'apprend que par hasard si elle existait ou si elle n'existait pas, si elle était intense ou si elle était faible. Sous la dénomination d'abcès du poumon, il décrit une maladie grave de la poitrine; il pense que dans ce cas les Eaux-Bonnes prises à la dose *d'un pot*, dès le premier matin, cicatrisèrent deux ulcères qui, d'après

intercurrent vient à se développer, ils font tous leurs efforts pour l'atténuer et le faire disparaître. Les anciens médecins ne possédaient pas les notions lumineuses qui ont jailli pour nous des progrès de l'anatomie pathologique ; ils n'avaient pas étudié d'une manière systématique les transformations, les dégradations successives que subissent les produits anormaux sans analogues développés dans les diverses parties de l'économie humaine. Ils n'avaient pas observé aussi bien que nous le tubercule dans les diverses phases de

---

lui, existaient dans l'organe respiratoire. Le malade rendit dans une matinée une serviette remplie de crachats purulents, et plus tard il se rétablit complètement. Il assure, en outre, que beaucoup d'autres malades sont guéris d'abcès et d'ulcères du poumon. Bordeu distinguait plusieurs espèces d'ulcérations de ce dernier viscère, car il raconte comment il crut pouvoir étendre l'usage des Eaux-Bonnes à la cure des *vraies pulmonies*, ou plutôt des ulcères tuberculeux qui ont leur siége dans la substance parenchymateuse de l'organe respiratoire.

Cette possibilité de guérir les plaies internes, avait été suggérée à Antoine Bordeu par l'action cicatrisante des Eaux-Bonnes appliquées au traitement des maladies externes. En effet, il conseillait l'usage de ces eaux pour la guérison des plaies simples, et sa pratique lui avait démontré qu'elles étaient *détersives et cicatrisantes*. Il administrait les mêmes eaux en boisson, en bains et en douches pour la cure des ulcères calleux, variqueux et fistuleux. Il insiste beaucoup pour que dans les cas dont il s'agit, on ne se contente pas d'une médication topique. Aussi, à côté des bains et des douches d'eau sulfureuse, il place, comme très importante, l'administration de l'eau en boisson. A ses yeux, les maladies externes spontanées ne différaient des maladies internes que par le siége ; aussi, voulait-il modifier la constitution tout entière. Une dernière preuve que Bordeu vivait sous l'influence de cette idée, que les ulcérations du poumon étaient comparables aux ulcères externes, c'est qu'il revient avec prédilection sur la cure rapide de ces derniers par l'usage de Eaux-Bonnes. *De vieux ulcères hideux* guérissent, dit-il, *en quinze jours, en un mois ou deux* ; des pulmo-

son évolution, ils n'avaient pas constaté l'influence que l'inflammation exerce sur son ramollissement. Le plus souvent il leur était impossible de déterminer d'une manière exacte, même dans des cas où la maladie avait fait de grands progrès, s'il existait simplement une bronchorrhée purulente ou bien une phthisie tuberculeuse, arrivée à sa troisième période.

Aujourd'hui que notre diagnostic, en conservant toutes les données anciennes, s'est constitué à cer-

---

niques sont soulagés *en trois semaines*. Evidemment il assimilait toujours dans sa pensée, au point de vue de l'action curative des Eaux-Bonnes, les ulcères des organes respiratoires et les ulcères développés à la surface extérieure du corps.

Antoine Bordeu avait la prétention de guérir les fistules anales, même les plus compliquées, à l'aide des Eaux Bonnes, employées comme je l'ai dit ci-dessus, et de l'injection répétée de ces mêmes eaux dans les trajets fistuleux. Enfin, il décrit l'opération de l'empyème, pratiquée deux fois à la suite de pleurésies suppurées. Chaque fois, une grande quantité de pus fut évacuée, et des injections d'eau de Bonnes furent faites dans les cavités séreuses qui avaient renfermé la collection purulente. La guérison de ces deux malades fut obtenue, bien qu'avant l'opération leur état parût désespéré. Ces cas peuvent, à juste titre, passer pour très remarquables, à cause de la gravité du mal, de la hardiesse du procédé curatif et de la prompte guérison qui s'effectua.

Au point de vue du traitement le livre de Bordeu est une protestation contre le système des adoucissants, dans la cure des maladies chroniques du poumon. « On ne veut, dit-il, rien gâter en se pres-« sant, on veut adoucir, calmer, détendre, et on n'emploie que des « lavages, des laitages, des sirops, tout le reste est contraire et mor-« tel pour la poitrine; est-il, en effet, bien vrai que les choses soient « ainsi? N'a-t-on pas reçu ces idées de l'un à l'autre sans examen « nécessaire, et ne sont-elles pas suspectes par cela même. *Il faut* « *pénétrer, agacer, fondre, diviser, animer, au lieu de tant adou-*

tains égards sur des bases nouvelles , nous pouvons
beaucoup mieux établir nos distinctions nosologi-
ques ; nous savons beaucoup plus sûrement *à priori*
quelle marche doit suivre dans son évolution progressive , dans sa course inévitable et - quelquefois
presque fatale , une lésion organique déterminée.
Nous connaissons mieux , en outre , quelles sont
les causes qui peuvent arrêter , retarder ou accélérer les progrès d'une maladie, arrivée à une certaine période de son développement. C'est parce que
nous possédons toutes ces données , fruit de cinquante années d'un travail collectif et assidu , que

---

« cir ; *ou peut-être les remèdes les plus actifs sont-ils les seuls*
« *adoucissants.* (Dissertation sur les eaux minérales. du Béarn ,
« page 95.) Il serait à désirer, ajoute t-il , à la page 153, que beau-
« coup de médecins donnassent moins à cette médecine des lavages
« et des adoucissants, à cette médecine *des sens* qui ne paraît , après
« tout, faite que pour amuser les malades comme des enfants.

En somme , insuffisance ou danger du traitement débilitant et sédatif dans la cure des maladies thoraciques , passées à l'état de chronicité ; possibilité de la résolution des engorgements du poumon, qui
marquent la première période de la pulmonie ; action suffisante des
Eaux-Bonnes pour cicatriser les ulcères du poumon , résultant des
abcès de cet organe ou de la fonte des tubercules ; nécessité de stimuler les ulcères internes pour les cicatriser et les divers engorgements pour les résoudre ; identification des ulcérations extérieures et
des exutoires , avec les ulcérations internes ; constatation et exaltation
des propriétés béchiques, expectorantes et apéritives des Eaux-Bonnes,
qui fondent sans irriter ; importance de la transpiration cutanée ,
qu'il faut se garder de supprimer pendant l'usage des eaux ; besoin
d'insister longtemps sur l'administration de celles-ci, et d'y revenir à
plusieurs reprises , pour prévenir les récidives et consolider la guérison : telles sont les idées fondamentales que contient la notice consa-
crée par Antoine Bordeu à l'histoire des Eaux-Bonnes.

notre action est beaucoup plus méthodique, beaucoup plus circonspecte, et que, toute timidité mal entendue étant mise de côté, nous évitons au moins de produire le mal, lorsque nous ne pouvons effectuer le bien. Dans les observations que Bordeu nous a léguées, nous voyons un certain nombre d'individus affectés de maladies thoraciques, dont la nature, l'étendue, la période et le siége restent souvent indécis. Nous voyons ces mêmes malades soumis à une stimulation artificielle, exprimée par la fièvre, la douleur, la dyspnée, la toux, l'expectoration puriforme ou purulente, la pneumorrhagie, etc. Nous sommes avec raison effrayés des désordres irréparables que cette sur-acuité imprimée à la maladie peut entraîner à sa suite (1). Cependant, chez certains sujets, ces accidents temporaires s'amendent ou disparaissent; un calme, plus ou moins absolu, leur succède; en somme, la guérison s'effectue. Il y a eu, on ne saurait en douter, des guérisons radicales, absolues, durables, obtenues par cette méthode. Il est dans la nature des choses que de pareils faits se

_____

(1) De son vivant, Antoine Bordeu ne manqua pas de contradicteurs; et sa méthode d'administration des eaux, dans les maladies chroniques, fut incriminée par un grand nombre de ses confrères. Il raconte (p. 158) qu'on lui disait, au sujet des Eaux-Bonnes, dirigées contre les maladies de poitrine et surtout contre la pulmonie, qu'elles échaufferaient, qu'elles feraient tomber dans le marasme et l'hydropisie. *Siccitas, febris, sanguinis excandescentia, rarefactio, adustio, insomnia, debilitas, obstructiones, hydrops, mors.* Il soutenait que toutes ces appréhensions s'évanouissaient devant les faits.

soient accomplis ; mais comme il n'était pas donné à
cette époque de porter un diagnostic exactement rigoureux , au point de vue des lésions anatomo-pathologiques , nous ne pouvons pas affirmer , d'une
manière positive, que Bordeu a guéri ou n'a pas
guéri telle ou telle maladie. Aujourd'hui, nous met-
tons d'accord la symptômatologie extérieure avec la
symptômatologie interne, où nous constatons l'existence de l'une, à l'exclusion de celle de l'autre. C'est
pourquoi il ne nous est plus permis, si ce n'est dans
des cas d'un certain ordre et déterminables *à priori*,
de tenter l'expérience périlleuse d'une surexcitation
fébrile, qui, si elle guérit quelquefois, peut aussi rendre les accidents plus nombreux et plus graves ; ce
n'est que chez les malades qu'une investigation attentive nous démontre être exempts de lésions organiques graves du larynx , du parenchyme pulmonaire et des gros vaisseaux, que nous pouvons nous
permettre de pousser la stimulation minérale jusqu'au
point de donner une intensité considérable à la symptomatologie locale et au mouvement fébrile.

Cette vérité étant bien établie , on doit se poser
cette question : ne vaut-il pas mieux , même dans
les cas où l'on pourrait agir sans ménagement, subs-
tituer à une médication essentiellement perturbatrice,
à cause de sa grande énergie , une médication de
même nature , mais plus modérée , plus prudente ,
et qui, pour agir d'une façon plus occulte, n'en amène
pas moins le résultat désiré ? Je n'hésite pas à répon-

dre par l'affirmative : il est un fait incontestable et
que nous permet de vérifier l'épreuve de chaque
jour , c'est que beaucoup de malades soumis à l'usage des eaux guérissent sans éprouver d'autre effet
appréciable , de l'action de celles-ci , que l'amélioration graduelle de leur état et la disparition plus ou
moins complète des accidents morbides auxquels ils
étaient en proie. Je suis convaincu que certains de
ces malades guériraient s'ils prenaient une quantité
d'eau plus considérable, et s'ils traversaient une période de stimulation même très-intense ; mais ils ne
guériraient pas mieux. Je reste donc convaincu que
le médecin doit s'étudier, autant que possible, à ne pas
susciter des troubles trop considérables, et j'affirme
qu'il aurait atteint le *summum* de la perfection , s'il
arrivait à guérir toutes les fois que la guérison est
possible , sans amener de perturbation notable. Je
me hâte d'ajouter que cette précision , en quelque
sorte mathématique , apportée dans le degré de développement de l'excitation minérale, est un être de
raison , comme l'était à un autre point de vue la
température parfaite de Galien. Lorsqu'il s'agit d'un
réactif aussi délicat et aussi capricieux que la sensibilité de l'homme , il est évident que nous ne pouvons jamais calculer exactement les résultats d'une
impression ressentie. Tout ce que nous sommes en
droit d exiger, c'est que les symptômes imputables à
l'action des Eaux-Bonnes , ne soient pas d'une intensité exagérée. Faisons toutefois nos réserves, et ajou-

tons qu'il peut se présenter tel fait exceptionnel, où
le médecin a besoin d'imprimer à l'économie une modification énergique, et de remuer la vie jusque dans
ses profondeurs les plus intimes. L'intensité de l'action à exercer dans cette occurrence, rentre complé-
tement dans le domaine de l'appréciation personnelle.

Si j'ai insisté sur l'opportunité de maintenir dans
de justes bornes les effets sensibles de l'eau de Bonnes,
même dans les cas où ces effets, poussés à l'extrème,
ne sont nullement susceptibles d'amener une catas-
trophe, c'est parce que les accidents suscités par ce
médicament, au lieu d'être essentiellement temporaires, persistent quelquefois indéfiniment à titre de
symptômes nouveaux, ajoutés ou substitués à la
maladie primitive. J'ai connu des malades chez lesquels une constipation opiniâtre, que rien n'a pu
vaincre depuis, a été la conséquence de l'usage peu
mesuré des eaux sulfureuses prises en boisson. Chez
quelques-uns, c'est une diarrhée rebelle qui a suivi
l'usage des mêmes eaux ; chez d'autres, ce sont diverses souffrances de l'estomac qui ont été le résultat direct et indélébile de l'abus relatif de ce même
agent thérapeutique. Un certain nombre de malades,
pour n'avoir pas reconnu à temps que la médication
substitutive s'était élevée chez eux à un degré suffisant d'intensité, se sont opiniâtrés à continuer
l'usage des eaux, prises à doses élevées, de manière
qu'après la cessation de leur emploi, la sur-stimula-

tion hydro-sulfureuse s'est maintenue, et a constitué une véritable aggravation de la maladie qu'elle était destinée à guérir. *La maladie sulfureuse* n'a fait, dans les cas que je signale, que se sur-ajouter à la maladie naturelle ou la rendre plus intense, sinon pour toujours, du moins pour un temps indéterminé. Les espèces pathologiques auxquelles se rapportent ces réflexions, sont les laryngites, les bronchites, les bronchorrhées et les pneumonies chroniques, toutes les indurations des tissus, résidus des maladies aigues, les épanchements pleuraux non consécutifs à des maladies organiques des poumons, etc.

Nous n'avons parlé jusqu'à présent que des maladies dont on ne risque guère d'amener la transformation ou de précipiter la marche dans un sens défavorable. Mais si nous considérons que chez un certain nombre de malades, il faut éviter à tout prix le ramollissement des productions anormales déposées dans le parenchyme des poumons, on concevra quelle est la circonspection qui dans ce cas est imposée au médecin. L'usage des Eaux-Bonnes, nous l'avons déjà dit plusieurs fois, est susceptible de réveiller des phlegmasies anciennes; il exaspère ordinairement celles qui existent; il peut susciter des fluxions hémorrhagiques, etc., toutes conditions favorables à la production des accidents que nous avons intérêt à éviter.

Tous nos efforts doivent tendre dans les cas que je signale actuellement, à amener un temps d'arrêt dans la marche de la maladie, et à placer l'économie dans cette condition physiologique où la tolérance des lésions anatomo-pathologiques s'établit comme résultat définitif. Nous savons, en effet, que le parenchyme pulmonaire s'habitue à récéler dans son sein les corpuscules étrangers constitués par la matière tuberculeuse, de même que les chairs tolèrent pendant vingt années dans leur profondeur un projectile qui durant tout ce temps ne donne aucun signe fâcheux de sa présence. Dans ces conditions heureuses, la vie se prolonge jusqu'à un âge avancé avec tous les attributs extérieurs de la santé. Très souvent, lorsque les malades se présentent au médecin, les produits accidentels n'existent pas dans la trame pulmonaire, de manière à ce que seuls ils constituent tout l'élément matériel de la maladie. Autour de ces corps étrangers, il existe un engorgement; s'il est atonique et indolent, il est indiqué d'en obtenir la résolution. Ici, la seule difficulté consiste à rester dans les limites d'une stimulation salutaire; il y aurait des inconvénients réels à dépasser le but. La fonte de la matière tuberculeuse pourrait être la conséquence plus ou moins éloignée d'une médication instituée dans l'intention d'aboutir à une autre fin. Des accidents de ce genre devaient arriver sans aucun doute, lorsqu'on administrait les Eaux-Bonnes à des doses énormes et sans trop établir de distinction entre les malades. De nos jours, au contraire, ils ne doivent se présenter qu'à titre de faits exceptionnels.

Nous sommes en possession d'une théorie lumineuse qui nous guide actuellement et qui faisait défaut aux hommes qui nous ont précédés.

En raison de tous les motifs que je viens de faire valoir, il reste définitivement démontré que, dès le début du traitement, les Eaux-Bonnes doivent être administrées en petite quantité ; le médecin sera toujours à temps d'arriver, en tâtonnant, à en faire boire des doses même très considérables. — Le traitement des maladies tuberculeuses qui affectent les parties non essentielles au maintien de l'existence, est basé sur d'autres données ; mais aussi on ne recule pas devant l'obtention d'un résultat tout autre que celui que nous ambitionnons ordinairement. Dans le traitement des maladies tuberculeuses des ganglions lymphatiques extérieurs, des articulations, du testicule, etc., etc., le médecin prétend obtenir la résolution des dépôts tuberculeux ou leur fonte, et consécutivement à cette dernière, l'élimination du produit accidentel détrempé et ramolli. Aussi, lorsqu'il n'existe pas de contre-indication, les stimulants spécifiques, internes et externes, sont mis en usage pour atteindre le but. Les résultats de cette médication sont prévus ; mais s'ils constituent une guérison relative dans les cas spéciaux que je signale, ils amèneraient très probablement la mort, s'il existait des tubercules pulmonaires : *Morbi modus unus, locus verò differentiam facit.*

Que l'on n'aille pas croire cependant que tous les

résultats possibles ou probables que je viens de mettre en lumière, se produiraient inévitablement, alors même que, pendant une longue période de temps, ou à plusieurs reprises, des quantités considérables d'eau sulfureuse auraient été administrées. Basé sur une théorie déduite d'un certain nombre de faits malheureux et bien constatés, je signale simplement un écueil, afin que chacun soit en mesure de l'éviter. Après avoir fait la part de certaines éventualités redoutables, on est forcé d'avouer que le médecin ne produit pas à volonté, je ne dirai pas une maladie, mais même un accident déterminé dans une maladie, quelle que soit la période d'évolution à laquelle celle-ci soit parvenue. C'est pour les mêmes raisons qu'il ne conjure pas toujours, à l'aide d'un agent médicateur identique, des accidents qui paraissent très analogues les uns aux autres, ou même absolument semblables.

En considérant les Eaux-Bonnes exclusivement au point de vue de leurs effets dynamiques, nous sommes arrivés à cette conclusion que leur action devait être lente, continue, ménagée. Mais ainsi que nous l'avons fait pressentir déjà, il y a très probablement un assez grand nombre de circonstances où ces eaux n'agissent pas seulement par leurs propriétés stimulantes. Elles ont aussi une action cachée, inexpliquée jusqu'à ce moment et qui doit recevoir la qualification de *spécifique*. Nous l'avons dit plus haut, le soufre et ses composés ont toujours été considérés comme doués d'une vertu spéciale dans le traitement des maladies des voies respiratoires, ainsi que dans la cure de affections herpétique, psorique, hémorroïdale, etc. Or, certaines de ces affections peuvent s'exprimer par diverses maladies qui ont leur siége dans les fosses nasales, dans l'arrière-gorge, dans le larynx, les bronches et le parenchyme des poumons. La théorie qui n'envisage les maladies qu'au point de vue de leur siége, de leur degré, de leur étendue, etc., est insuffisante ; celle qui envisage leur nature doit s'allier à la première. A l'état chronique il faut admettre l'existence d'une laryngite *syphilitique, scrofuleuse, rhumatismale, dartreuse, inflammatoire, catarrhale, nerveuse* etc. Il me serait facile de donner des exemples de toutes ces individualités pathologiques, ayant toutes le même siége, mais ne se ressemblant exactement que par ce seul point de contact, et par cette condition commune. En distinguant ainsi les diverses propriétés d'un médicament, et en les mettant en rapport d'activité avec les divers éléments constitutifs d'une maladie qu'elles sont destinées à combattre, je me conforme aux vues des praticiens les plus éminents des temps anciens et modernes. Je m'appuie, par exemple, sur les idées du professeur Chomel qui dit dans son Traité de la Pneumonie : « *Le diagnostic local et anatomique* « *étant une fois établi, il faut en outre étudier l'état* « *général du sujet, son état dynamique et son état* « *humoral etc. ; ce diagnostic général ou médical est*

« *de la plus haute importance en thérapeutique,*
« *c'est une vérité que les plus grands observateurs*
« *ont toujours proclamée.* » (Chomel , Traité de la
Pneumonie, p. 298.) Conséquent avec ses principes,
ce praticien célèbre distingue des *pneumonies trau-*
matiques , adynamiques ou pseudo-adynamiques ,
ataxiques , bilieuses , métastatiques ou par résorption
purulente , typhoïdes , exanthématiques , intermit-
tentes , épidémiques et rhumatismales.

Pendant combien de temps faut-il administrer les
Eaux-Bonnes? Doit-on les prendre plusieurs fois dans
l'espace d'un an ? Est-il utile de revenir à leur usage
plusieurs années de suite ? Je vais m'expliquer som-
mairement sur chacune de ces questions.

Je suis convaincu (à moins de circonstance excep-
tionnelle) que lorsque le malade a pris les eaux pendant trente, quarante, cinquante ou soixante jours
au plus, il doit se reposer, afin de permettre aux
forces médicatrices dont il a sollicité l'intervention,
de produire leurs effets curatifs. Je suis d'autant plus
porté à formuler cette proposition, que je suis pénétré de cette idée, qu'il ne faut pas vouloir obtenir dans
un cas déterminé ce qu'un concours de circonstances
tend à nous faire considérer comme impossible. Ce
qu'on n'a pas réalisé dans une période de temps à laquelle il est permis d'assigner une durée approxima-
tive, ne saurait guère être obtenu plus tard par la
continuité d'action du même médicament. Entrete-
nir, pendant plusieurs mois, une stimulation même

médiocre ; agir. trop longuement dans le sens d'une
irritation artificielle et médicamenteuse des organes
respiratoires, n'est pas à mon sens une conduite dé-
pourvue d'inconvénients. En un mot, je crois qu'a-
près un certain temps dont j'ai donné plus haut la
mesure, l'effet dynamique, spécifique et curatif des
Eaux-Bonnes est suffisamment accompli. Les traitements continués pendant des années entières sans in-
terruption, seraient des non-sens thérapeutiques. Dans
aucune circonstance, des médications indéfiniment
prolongées , ne sont convenables et rationnelles Il
faut savoir suspendre en temps opportun l'usage d'un
médicament, sauf à le reprendre plus tard, si cela
devient nécessaire ; parce qu'avant tout il est indispensable, après avoir sollicité les efforts médicateurs,
de donner à ceux-ci le loisir de se réaliser, et à la
stimulation thérapeutique le temps de se dissiper en
entraînant avec elle la maladie qui l'avait précédée.

L'opportunité de la reprise de l'usage des eaux
après une ou plusieurs interruptions, est une question jusqu'à un certain point distincte de la précédente ; aussi, sans être en opposition avec les préceptes que je viens de formuler, il est permis de poser
en principe, qu'on peut et qu'on doit même revenir
une ou plusieurs fois à l'usage d'un même médicament, en laissant entre chaque administration s'inter-
poser une période de temps suffisamment prolongée.
Je suis convaincu, en effet, que la nécessité d'une médication étant une fois reconnue, il ne faut pas abau-

donner celle-ci sans de graves motifs. Quand on a la
raison pour soi dans l'institution d'une méthode thérapeutique, on doit marcher avec persévérance dans
la voie primitivement tracée. Ce qui équivaut à dire
que le même moyen doit être suspendu, repris, suspendu de nouveau, repris encore, jusqu'à ce qu'enfin le médicament que l'on avait reconnu approprié
à la nature de la maladie, ait rendu tous les services qu'il est susceptible de rendre. Ces considérations
générales sont, sous tous les rapports, applicables aux
Eaux-Bonnes. Antoine Bordeu fait remarquer avec
juste raison que les maladies chroniques ont de là
tendance à se reproduire, que les nouveaux mouvements morbides vont toujours aboutir *à la partie
fêlée.* Il prétend que nous guérissons rarement d'une
manière radicale ; il signale surtout la pulmonie
comme particulièrement sujette à de fréquentes re-
chutes ; et fondé sur ces considérations, il donne le
conseil judicieux de ne pas se contenter de prendre
les Eaux-Bonnes en passant, *d'insister au contraire
sur leur usage et d'y revenir de temps en temps.* Je ne
puis que conformer mon opinion à celle d'un homme
qui avait si bien étudié la question au point de vue
des applications.

Toutefois, un fait qui par ses conséquences pratiques se rattache essentiellement à la solution des
questions que je discute, et qui infirmerait jusqu'à
un certain point les conclusions précédentes, est le
suivant : l'expérience démontre à tout médecin ob-

servateur que non seulement l'action des eaux sulfureuses, considérée exclusivement au point de vue
curatif, s'use à la longue comme celle de tous les
autres médicaments ; mais qu'encore cette action,
envisagée dans ses effets dynamiques et primitifs,
devient graduellement, chez certains sujets, difficile
ou impossible à tolérer. On voit quelquefois des
malades, prendre non seulement sans inconvénient,
mais encore avec un avantage marqué, quatre, six,
huit et même dix verres d'eau la première année.
Leur santé, améliorée ou rétablie, se maintient jusqu'à l'année suivante, ou bien il survient un rechute.
Quelle que soit celle de ces supppositions qui se soit
réalisée, s'ils veulent une seconde ou une troisième
fois recourir à la médication hydro-sulfureuse, non
seulement leur état ne subit aucune modification favorable, mais encore des signes d'intolérance pour le
médicament se manifestent, les effets perturbateurs
de ce dernier se dessinent avec plus ou moins d'énergie, des souffrances diminuées ou effacées reparaissent au moins temporairement, avec leur intensité
première. Les facultés digestives qui avaient été
relevées une première fois, se trouvent déprimées
dans une seconde tentative. L'amélioration jadis obtenue n'augmente pas, ou bien elle est remise en
question. J'ai déterminé exactement les conditions de
santé dans lesquelles se trouvaient quelques individus
appartenant à la catégorie dont je parle ; je n'ai pas
voulu qu'on pût me dire que si les eaux avaient été

moins efficaces, moins bien tolérées, c'était parce que le mal avait jeté dans l'économie de plus profondes racines. J'ai la prétention de signaler des effets obtenus sur des malades dont l'état, loin d'être plus grave que l'année précédente, était stationnaire ou amélioré.

Ainsi, je considère, comme n'étant pas très rare, le double résultat suivant, obtenu simultanément sur le même sujet : 1° l'énergie décroissante des eaux considérées comme agent curatif; 2° l'intolérance toujours croissante pour ces mêmes eaux employées pour la deuxième, troisième ou quatrième fois, à des époques plus ou moins éloignées les unes des autres. On dirait qu'il s'opère une sorte de saturation progressive, qui a besoin pour s'effacer d'un laps de temps peut-être considérable. La sphère d'action des médicaments héroïques, ou pour mieux dire, la durée de leurs effets dynamiques et curatifs, a-t-elle été calculée approximativement, d'une manière un peu rigoureuse, d'après l'histoire des faits basée sur une observation attentive? Je ne le pense pas. Nous nous sommes contentés jusqu'à ce jour de savoir que quelquefois les eaux minérales n'opèrent la guérison qu'alors que les malades ont cessé d'en faire usage depuis un temps plus ou moins long. Les observations que l'on pourrait opposer aux cas dont je parle, seraient innombrables, mais elles n'infirmeraient nullement la réalité et la véracité des faits exceptionnels dont j'ai été le témoin.

Le mode d'administration des Eaux-Bonnes est
très simple. Ces eaux peuvent être prises sans aucun
mélange, et jamais on n'est plus sûr des effets qu'elles produiront que dans cette circonstance. Cependant, ce mode doit varier jusqu'à un certain point,
en raison de quelques indications particulières qu'il
devient plus ou moins important de ne pas négliger.
Ainsi, il est possible qu'on soit amené à les couper
avec des décoctions mucilagineuses, narcotiques,
amères, diurétiques, etc., lorsqu'on a besoin d'avoir
recours à une médication composée : le sirop de
gomme, qui ne saurait altérer les propriétés de l'eau
minérale, est très fréquemment employé avec avantage pour corriger l'action trop irritante des eaux,
surtout chez les sujets très sensibles.

DE L'IMPORTANCE DES EXUTOIRES ET DE LEUR OPPOR-
TUNITÉ PENDANT L'USAGE DES EAUX-BONNES.

De tout temps, mais surtout depuis quelques années, l'usage des exutoires (cautères, moxas, sétons, etc.) a été préconisé pour la cure des maladies
chroniques de la poitrine. Plusieurs malades arrivent
aux Eaux-Bonnes ayant déjà sur les parois thoraciques un ou plusieurs ulcères artificiels en activité,
tandis que d'autres ne sont soumis à l'action dérivative de ce moyen énergique qu'après leur arrivée
dans cette localité. La médication dérivative peut

être un puissant auxiliaire des eaux; elle est employée chez un très grand nombre de sujets. Je ne puis donc m'empêcher de m'expliquer sur sa valeur absolue et relative, ainsi que sur son opportunité.

Quelle est, pendant le traitement institué à l'aide des Eaux-Bonnes, l'utilité des dérivatifs appliqués sur les parois de la poitrine? Cette question est importante à résoudre, et sa solution exige que nous entrions dans quelques considérations préliminaires. Quel est le but des dérivatifs, quels qu'ils soient (vésicatoires, cautères, sétons, moxas, pommade et emplâtre stibiés, etc., etc.), dont l'action s'exerce sur les parois thoraciques? Évidemment, ce but réalisé consiste dans l'établissement à l'extérieur d'un travail fluxionnaire et sécrétoire à longue période, capable de faire antagonisme au travail morbide intérieur, de le remplacer et de l'éteindre, en l'absorbant en quelque sorte dans sa propre activité. Or, pour que le succès d'une pareille médication puisse être complet et absolu, il faut de toute nécessité que la maladie interne soit représentée dans tous ses éléments essentiels, par la maladie externe qui doit attirer et s'assimiler la première. Il faut, en outre, que la maladie artificielle soit plus intense que la maladie naturelle, et qu'elle se maintienne pendant longtemps pour agir à titre de prophylactique contre une récidive imminente.

Il existe des maladies dont tous les éléments essentiels se retrouvent dans les plaies superficielles ou

profondes que le médecin établit et maintient au
niveau de la cavité thoracique. On comprend que,
dans cette occurrence, de pareils moyens doivent
jouer le rôle le plus important dans l'accomplissement de la guérison. Mais ces cas ne sont pas les plus
communs : telle ou telle maladie présente, au contraire, au nombre de ses éléments les plus essentiels,
certaines conditions spécifiques ou matérielles, qui
ne sauraient être modifiées ni atténuées, et encore
moins détruites par les plaies artificielles, créées à
volonté aux dépens du derme qui tapisse la poitrine,
et du tissu cellulaire sous-jacent à cette enveloppe.
Toutes les fois donc qu'on a affaire à une maladie à
caractère spécifique bien tranché, à une lésion organique constituée par une dégénérescence ou un produit sécrétoire accidentel, dépourvu d'organisation
propre et de vitalité, on ne pourra, à l'aide des exutoires, quelque nombreux et profonds qu'on les
imagine, quelle que soit la durée et l'intensité de
leur action dérivative, on ne pourra, dis-je, combattre que des éléments morbides sur-ajoutés, des
complications, des épiphénomènes ou des éléments
communs de maladie, à la destruction relative desquels l'élément spécifique ou matériel survivra presque toujours dans toute son intégrité. C'est assez
dire que dans le traitement d'une inflammation chronique simple, laryngée ou thoracique, les exutoires
suffisamment énergiques auront une grande puissance; que dans les maladies à caractère spécifique

prédominant, comme dans les laryngites syphilitique, herpétique, scrophuleuse, etc., ce même
moyen n'aura pas une efficacité aussi grande que
dans les cas précédents, et qu'il ne saurait être employé qu'à titre d'adjuvant ; enfin, que le rôle curatif des exutoires est encore un rôle secondaire,
lorsqu'il existe, comme éléments anatomiques de maladie, des produits organiques ou inorganiques sans
analogues dans l'économie humaine. Dans ces derniers cas, les ulcères artificiels n'ont en réalité une
prise sérieuse que contre les éléments fluxionnaire
et inflammatoire, qui, tôt ou tard, s'il ne survient
une mort anticipée, compliquent le dépôt des productions anormales. C'est à ces divers degrés que l'importance absolue et relative des exutoires se trouve
établie d'une manière générale dans le traitement des
maladies chroniques.

Les opinions que je viens d'exprimer, ne sont
pas celles de tous les médecins. Cette dissidence tient
à ce que leurs idées pathogénésiques et les mien-
nes ne sont pas identiques. Pour ceux qui font
abstraction de la spécificité dans l'étude de la constitution élémentaire d'une maladie, pour ceux encore qui admettent que les tubercules et autres produits organiques ou inorganiques sont la prove-
nance immédiate, quoique non nécessaire d'une
phlegmasie chronique, pour ceux-là, dis-je, le rôle
curatif des exutoires acquiert une haute importance.
J'ai été longtemps élevé à l'école d'un homme émi-

nent, fécond·en idées neuves et originales, qu'il a
toujours su exprimer en des termes parfaitement
appropriés. Il professait, avec beaucoup d'autres médecins célèbres issus de l'école physiologique, que la
cause génératrice des tubercules pulmonaires n'était
autre que l'irritation ou la phlegmasie des tissus in-
terstitiels ; que la sécrétion de la matière tuberculeuse était la conséquence directe de cette exagération des propriétés vitales ; et que, conséquemment,
les moyens capables d'anéantir cette phlegmasie
chronique constituaient les seuls agents thérapeutiques capables d'arrêter la marche de la phthisie
tuberculeuse.

Conséquent avec ses idées étiologiques, il appli-
quait un nombre considérable de cautères volants
dans les espaces intercostaux et surtout en regard
des portions du poumon que l'auscultation lui indi-
quait comme étant plus spécialement altérées par la
maladie. Le nombre, l'étendue, la profondeur de
ces ulcères artificiels était proportionné à l'intensité
de la maladie thoracique. Il rapportait cette pratique à Hippocrate qui, d'après lui, aurait conseillé
dans le traitement de la consomption pulmonaire,
l'application d'un exutoire, au niveau de chaque espace intercostal tant sur la paroi antérieure que sur
la paroi postérieure de la poitrine. On voit que cette
prescription aurait porté successivement jusqu'à
quarante-huit, le nombre des cautères établis dans
l'épaisseur des parois thoraciques.

Je n'ai jamais partagé les idées étiologiques du professeur Lallemand (c'est de lui dont il s'agit), et de certains de ses disciples, au sujet de la phthisie tuberculeuse ; je n'ai donc pu attribuer aux exutoires multiples dont il labourait le thorax des malades, le même degré de valeur thérapeutique qu'il leur attribuait lui-même. Nous savons aujourd'hui trois choses : 1° Que la phthisie pulmonaire héréditaire se développe souvent spontanément, malgré toutes les précautions les mieux entendues, que la phthisie acquise prend naissance au milieu des conditions anti-hygiéniques débilitantes, et que, dans l'une et l'autre circonstances, cette maladie parcourt quelquefois sa première période sans fournir aucun signe de phlegmasie locale ou d'excitation générale ; nous savons enfin que le tubercule est le produit d'un travail anormal, qui en tant que travail morbide, a sa cause véritablement efficiente dans une modification organico-vitale distincte de l'inflammation ; 2° que la prédisposition, ou ce qu'on appelle assez improprement la cachexie tuberculeuse, étant une fois développée, la phlegmasie, dans tous ses modes et dans toutes ses variétés, devient une cause déterminante de la sécrétion du tubercule et de son dépôt dans la trame des organes ; 3° qu'alors même que l'évolution rudimentaire de ce produit inorganique s'est opérée tout à fait en dehors des conditions apparentes de la phlegmasie, celle-ci dans des nuances et des degrés divers vient fréquemment décider de nouvelles éruptions tuberculeuses , ou précipiter la marche de la maladie déjà constituée par une ou plusieurs éruptions effectuées depuis un temps plus ou moins long.

Il résulte de ces notions que dans toutes les périodes des maladies chroniques de la poitrine , les exutoires pourront être utiles à divers degrés , soit comme agent principal d'un traitement curatif , soit comme palliatif , ne s'adressant qu'à un élément secondaire de maladie , ou à une complication plus ou moins grave , ce qui n'empêche pas que même dans ces dernières circonstances ce moyen ne soit souvent de la plus grande utilité. En effet, si les cautères arrivent à détruire l'élément relativement générateur ou actuellement progressif de la maladie , celle-ci peut, dès ce moment, rester stationnaire, et la lésion purement organique se comporter , par rapport au reste de l'économie , comme si elle n'existait pas. En toute hypothèse , pour que la maladie que l'on veut combattre au moyen des exutoires puisse l'être avec des chances de succès , il faut évidemment que son élément prédominant soit un élement fluxionnaire , inflammatoire ou non ; il faut en outre que dans tous les cas l'état général de l'individu malade ne contre-indique pas la mise en œuvre d'une médication dérivative énergique. On peut . au sujet de cette dernière, formuler d'une manière plus spéciale les deux règles suivantes :

1° Les exutoires sont indiqués , lorsque les sujets

sont en proie à des maladies qui ont été remarquables dans leur marche antérieure par leur facilité à
se déplacer, lorsque ces maladies ont été accompagnées de fluxions ou de flux considérables, quelle
qu'ait été d'ailleurs la forme des éliminations humorales, lorsqu'il existe encore de l'embonpoint, lorsque le malade est en proie aux diathèses rhumatismales ou herpétiques, lorsque la sensibilité et l'irritabilité ne sont pas excessives, etc., etc. — Dans ces
conjonctures, les exutoires amènent quelquefois,
avec une promptitude inouïe, des changements favorables dans l'état des malades, et très souvent ils
procurent des résultats définitivement avantageux.

2º Le même moyen curatif est contre-indiqué,
lorsqu'il existe simultanément de la maigreur, une
sensibilité excessive, de l'éréthisme nerveux, de la
mobilité, une imminence d'état convulsif, etc., etc.
Dans ce cas, les exutoires courent grand risque de
déterminer des douleurs violentes, de la fièvre, de la
contracture, etc., et partant d'aggraver la maladie.

Envisagées à tous ces points de vue importants,
les indications et les contre-indications de l'usage des
exutoires superficiels ou profonds longtemps entrete-
nus, se trouvent approximativement formulées. Mais
il existe encore des circonstances particulières qui
contre-indiquent l'emploi de ce moyen. Ainsi, lorsque l'altération organique est très étendue, qu'elle
est arrivée à sa période ultime, que l'ensemble des
forces de la constitution est ruiné, que les colliqua-

tions humorales , que les cachexies se sont établies ,
il est absolument inutile, il est nuisible même d'ap-
pliquer des exutoires larges et multipliés ; ils achè·
vent d'user les forces par la douleur, par la suppuration, par la réaction pyrétique , etc , etc.

Nous avons discuté les indications et les contre-
indications de la médication dérivative et révulsive,
considérée dans ses rapports avec les maladies, et les
diverses situations des malades; mais la question
suivante reste encore à résoudre. A quelle époque
faut-il établir les exutoires destinés à fonctionner
parallèlement à l'action des Eaux-Bonnes , et à tendre synergiquement avec elles vers l'obtention d'une
même fin? Voici mon opinion à cet égard : Je crois
qu'il serait très utile pour le plus grand nombre des
malades chez lesquels l'indication de l'établissement
des exutoires se révèle d'une manière positive , que
ces derniers fussent déjà en activité depuis quelque
temps, lorsque commencera l'usage des eaux ; la raison de cette assertion est la suivante : il est convenu
qu'à l'aide de cautères, de sétons, etc., etc., on veut
déplacer une fluxion ou une phlegmasie chronique,
élément principal ou secondaire de maladie. On veut
détruire , en un mot, autant que faire se peut ,
ce *qu'il y a d'actuellement et de spontanément actif,*
dans une maladie simple ou compliquée , pour ne
laisser plus tard à résoudre qu'un engorgement
plus ou moins atonique, lequel cédera à une stimulation spécifique provoquée, et par conséquent tem-

poraire. Cette donnée théorique, basée sur l'analyse, le raisonnement et l'empirisme clinique, me paraît devoir subordonner l'emploi de la médication dérivative dans la circonstance présente. Il devient donc très important de faire triompher dans le cas actuel le principe formulé par Barthez, que les indications à remplir se présentent souvent successives et non simultanées.

Une conséquence directe des raisons que je viens d'exposer, c'est que les malades chez lesquels l'indication de l'emploi des exutoires existe, devraient arriver aux Eaux-Bonnes *préparés*, c'est-à-dire déjà munis de ces exutoires en état de suppuration. De cette manière, la première attraction révulsive ou dérivative serait déjà opérée, il ne resterait plus qu'à soutenir cette action par l'application opportune de fonticules nouveaux, placés dans le voisinage des premiers.

HYGIÈNE DES MALADES QUI PRENNENT LES EAUX-BONNES.

Vêtements. — Les soins hygiéniques sont généralement, et à leur grand détriment, négligés par ceux des malades qui étant peu gravement affectés, ont par cela même les chances les plus favorables d'obtenir un heureux résultat de l'administration des eaux. Arrivant assez souvent de pays méridionaux, où la chaleur est vive et constante, pour habiter des

gorges où les variations de la température sont brus-
ques, considérables et fréquentes, disposés d'ailleurs,
pour la plupart (quelles que soient les qualités mé-
téorologiques de l'atmosphère au sein de laquelle ils
vivaient), à contracter des maladies thoraciques sous
l'influence des moindres causes occasionnelles, les
malades doivent apporter le plus grand soin à se cou-
vrir suffisamment pour résister avec avantage aux
changements de la température. Dans les jours même
les plus sereins, il existe souvent des différences notables entre la chaleur du matin, du milieu du jour
et du soir. C'est surtout après le dîner qu'il faut redouter de se laisser entraîner à des promenades loin-
taines, de se retarder dans les défilés des montagnes,
muni des seuls vêtements que l'on portait au milieu
du jour. Des maladies catarrhales, des pneumonies,
des pleurésies peuvent être le résultat de pareilles
imprudences, et venir compliquer d'une manière
plus ou moins grave les maladies déjà existantes.
Les Eaux-Bonnes ont, ainsi que nous l'avons déjà
dit, une action diaphorétique, elles augmentent les
sécrétions dermiques, et une des conditions de leur
heureux emploi consiste dans l'exhalation de l'enveloppe cutanée. Il faut donc se placer dans les conditions les plus favorables à l'accomplissement de cette
action expansive. Or, ces conditions, en tant qu'elles
se rapportent à l'influence du milieu ambiant, et
qu'il est en notre pouvoir de les réaliser, consistent
principalement dans l'entretien à la surface du corps,

d'une température tiède et surtout égale. Si la transpiration cutanée languit naturellement ou se trouve
accidentellement arrêtée, l'effet stimulant des eaux
sulfureuses court risque d'exercer son action sur les
organes internes, et en particulier sur ceux qui sont
déjà affectés.

C'est d'après ces données qu'il faut expliquer selon
moi, au moins en grande partie, l'action plus irritante des Eaux-Bonnes transportées et prises à peu
près exclusivement dans la saison rigoureuse de l'année. Lorsque le froid est sec, vif, pénétrant, il res-
serre les tissus, amène une constriction, une sorte
de spasme de l'organe cutané, un refoulement con-
tinu des liquides de la périphérie vers le centre. De
là, tendance au développement des congestions et
des phlegmasies internes, ou aggravation de celles-
ci, lorsqu'on fait usage des Eaux-Bonnes pendant la
froide saison. Il ne faut donc pas que les malades se
placent par leur faute, au milieu de l'été, dans les
conditions défavorables de l'hiver.

Antoine Bordeu avait fait, il y a longtemps, des
remarques analogues : « J'ai vu, dit-il, plusieurs
« malades se trouver très mal lorsqu'ils s'exposaient
« à l'air pendant l'usage des eaux ; j'en ai même vu
« périr pour avoir trop compté sur les forces qu'elles
« leur donnaient. Il semble, ajoute-t-il, que nos
« eaux opèrent comme le *mercure*, qu'elles excitent,
« pour ainsi dire, une phlogose générale de tout le
« système vasculeux ; elles donnent aux humeurs

« qu'elles dirigent vers la peau un mouvement qui,
« lorsque le froid le fait rebrousser, excite de très
« grands ravages dans les viscères. (*ibid*, p. 140.) »
A part la comparaison de l'action des Eaux-Bonnes
avec le mercure, la remarque de Bordeu est excessivement judicieuse et repose sur l'observation attentive et bien constatée des faits.

Régime alimentaire. — Rien de général ne peut
être formulé au sujet du régime alimentaire ; celui-
ci doit varier, selon les cas, d'après le tempérament, la période du mal, les complications surve-
nues dans la maladie, etc., etc. En voyant les
malades se livrer sans aucune retenue à leur appétit, on reconnaît bien vite qu'une chose aussi
importante que l'est une alimentation appropriée, les
préoccupe fort peu. La stimulation causée dans les
voies gastro-intestinales chez le plus grand nombre
par l'usage des eaux, réveille ou sur-active leur appétit, et ils s'y abandonnent sans réserve. (1) Il est
incontestable que des malades gravement affectés

---

(1) Antoine Bordeu fait observer que les Eaux-Bonnes rendent
quelquefois l'*appétit vorace*. « Les malades s'y livrent, ajoute-t-il,
leur estomac se surcharge et la fièvre s'allume Ces accidents ne doivent pas être pris pour des mauvais effets de nos eaux ; au contraire, les malades n'ont droit de s'en prendre qu'à eux-mêmes. Ce
qu'il y a de particulier, c'est que ces eaux excitent l'appétit, surtout
les premiers jours. La machine se fait peu à peu à cette *sorte de ten-
sion* ; et qu'on la satisfasse ou qu'on ne la satisfasse point, la faim
ne reste pas longtemps violente. »   (*Ibid.*, p. 140.)

ont besoin d'être assujettis à une alimentation réglée par le médecin. Les Eaux-Bonnes seraient-elles le seul médicament énergique en compagnie duquel on ne doive pas faire marcher le régime diététique ? Ce n'est pas tout : il est évident que la nourriture doit être diverse selon les circonstances. Les médecins n'ont jamais gardé une juste mesure dans tel ou tel mode d'alimentation ; ils en ont presque toujours préconisé un à l'exclusion de tout autre. Autrefois, quiconque était atteint de maladie chronique de la poitrine, ou menacé de consomption, était soumis à la diète lactée, à l'usage des farineux, des mucilagineux, etc. , etc. (1) Aujourd'hui, il n'est question que d'alimentation restaurante et analeptique. Le bœuf et le mouton rôtis et grillés, le vin

---

(1) Antoine Bordeu peut être cité au nombre des fauteurs exagérés du régime excitant et de la médication stimulante. Il combat avec force l'usage du lait et de la diète lactée dans le traitement des maladies chroniques. Il prétend que les montagnards qui vivent de lait et de farineux. ont les chairs molles et flasques, qu'ils sont sans énergie physique et intellectuelle. Il assure que si on soumet au régime lacté les individus qui portent des plaies anciennes, des ulcères, des cautères, etc., ces solutions de continuité se boursouflent, deviennent pâles, blafardes, fournissent une suppuration abondante et ichoreuse, enfin qu'elles ne se cicatrisent pas. Il conclut qu'il doit en être de même des ulcères du poumon. Telles sont en substance, et sans rien omettre, toutes les idées que contient une longue série de paragraphes destinés à faire le procès de la médication relâchante et de la diète lactée en particulier. Il est résulté pour moi de la lecture du livre de Bordeu cette double conviction : que du temps de ce médecin, on abusait de la diète relâchante ; et que quant à lui, cédant à l'entrainement d'une réaction antagoniste, il avait trop généralisé les avantages

de Bordeaux, etc., constituent le plus souvent la base
obligée de tout régime conseillé à un malade menacé ou atteint de phthisie pulmonaire. De pareilles
idées thérapeutiques, appliquées d'une manière exclusive ne sont pas soutenables. Si l'alimentation
tonique associée aux Eaux-Bonnes, au quinquina,
à l'iodure de fer, etc , etc., convient aux constitutions lymphatiques óu strumeuses frappées d'u-
ne débilité radicale, et se rapprochant plus ou moins
des conditions assignées à la scrofule torpide, elle ne
saurait convenir également aux malades qui ont la
fibre sèche et irritable, dont le système nerveux est
sur-excité, dont le centre circulatoire est facile à
émouvoir. Lorsque l'hémorrhagie pulmonaire est imminente, lorsque l'inflammation, à divers degrés,
s'est plusieurs fois manifestée ou existe actuelle-

---

du régime tonique et de la médication stimulante. En revenant sur la
comparaison des plaies chroniques extérieures et des ulcères du poumon, Bordeu prouve encore, d'une manière surabondante qu'il man-
quait de notions anatomo-pathologiques suffisantes pour apprécier
convenablement ce qu'on doit entendre presque toujours par ulcères du
poumon. Les cavités ulcéreuses qui succèdent à la fonte des tubercules,
ne peuvent pas être de touts points comparées aux vieilles plaies, aux
ulcères atoniques, aux cautères etc., soit au sujet de leur constitution
matérielle, soit au sujet du traitement qui leur convient.

Antoine Bordeu qui a beaucoup accusé la pratique des médecins de
son temps, n'est peut-être redevable d'un grand nombre de ses succès
les plus saillants, qu'à cet abus de la médication relâchante qu'il
s'efforce de proscrire, et qui avait admirablement préparé les malades
à subir l'action stimulante et résolutive des Eaux-Bonnes. Nous
l'avons déja dit, les indications thérapeutiques doivent être remplies
dans l'ordre successif que commande une théorie rationnelle.

ment dans le parenchyme des poumons , le régime excitant et tonique ne convient nullement. Il aggrave la situation ; il accélère les progrès de la maladie. Quoiqu'on en ait dit, et quoiqu'on en puisse dire , tout signe réel d'irritation et de phlegmasie pulmonaire , doit être combattu *ad internecionem* , surtout chez un malade tuberculeux. Les petites saignées répétées , les applications de sangsues , le petit-lait , le nitre , le bi-tartrate et l'acétate de potasse , le lait d'ânesse , la diète lactée et féculente , les décoctions amylacées , suivis plus tard des narcotiques vireux , trouveront leur emploi rationnel dans les circonstances que je signale. Avant tout , il faut éteindre l'inflammation chronique lorsqu'elle existe , parce qu'elle favorise le dépôt de la matière tuberculeuse ou détermine son ramollissement.

La lecture des livres composés sous l'empire d'idées thérapeutiques opposées , plonge dans une grande perplexité et dans une pénible incertitude. Mais quand on observe les faits , quand on se livre à l'analyse clinique , et qu'on se laisse conduire par les lumières de la froide raison , les doutes s'effacent , et la vérité pratique apparaît dépouillée de tout esprit de système. Si la doctrine qui tendait à débiliter uniformément tous les individus menacés ou atteints de phthisie pulmonaire , a fait des maux irréparables , le système contraire qui tend à prévaloir aujourd'hui , traîne à sa suite des inconvénients qui ne sont pas moindres.

Comment peut-on nier les vérités impérissables
que Pujol et Broussais ont proclamées au sujet des
phlegmasies chroniques des viscères ? Tant il est vrai
que les réactions dépassent toujours les justes bornes , et sont aveugles dans leurs tendances rétrogra-
des. Ceci m'amène à dire que le régime alimentaire
doit être approprié , non-seulement à la maladie qui
rentre dans le domaine de l'abstrait , mais encore au
malade qui représente une réalité concrète. Ce n'est
pas contre l'affection tuberculeuse considérée intrin-
séquement , mais contre cette même affection développée , tantôt chez un homme sanguin, tantôt chez
un sujet lymphatique , tantôt chez un individu nerveux et irritable , etc. , etc , qu'il faut diriger le
traitement , soit diététique , soit médicamenteux.
En effet , nous savons aujourd'hui qu'aucune condition d'âge , de sexe , de tempérament , de constitution , etc. , n'a le monopole de la phthisie pulmonaire ; en même temps qu'il nous est pleinement
démontré qu'aucune condition vitale et organique
n'a le privilége de l'immunité.

Je suis convaincu qu'un grand nombre de malades soumis à l'usage des Eaux-Bonnes prennent une
quantité trop considérable d'aliments. Quand on veut
obtenir la résolution d'un engorgement ou d'un épanchement quelconque , il faut en quelque sorte affa-
mer les absorbants, il faut que le système vasculaire
soit affecté d'une vacuité relative. D'ailleurs , cela
seul , qui est digéré convenablement , est assimilé et

nourrit. J'expose ces vues pratiques sans espérer qu'on en tiendra compte. Le monde est déjà vieux , et au sujet de mille choses , on dirait qu'il est né d'hier. Si les vérités étaient contagieuses , le progrès moral dont on parle tant ne serait pas encore à l'état d'utopie.

Ici se terminent les considérations générales que je voulais exposer touchant l'action des Eaux-Bonnes et l'opportunité de leur emploi dans des cas déterminés. Il ne me reste plus qu'à les faire suivre de quelques histoires de maladies dans lesquelles ces eaux ont été éminemment utiles. Ces observations démontreront comment le catarrhe invétéré, la pneumonie chronique , l'épanchement pleurétique , la phthisie pulmonaire au premier degré , etc. , peuvent être guéris ou modifiés avantageusement par l'usage des Eaux-Bonnes administrées sur les lieux.

PREMIÈRE OBSERVATION.

Catarrhe bronchique invétéré ; tuberculisation probable au sommet du poumon droit.

M. R.... était âgé de quatorze ans; son père et sa mère étaient vivants et jouissaient d'une bonne santé. Ce jeune homme avait été sujet au catarrhe bronchique depuis sa plus tendre enfance ; mais l'hypersécrétion des bronches n'avait pas eu la même intensité à toutes les époques de la vie , et souvent elle

avait offert des rémissions et des intermittences complètes. Le malade rendait, lorsqu'il arriva aux Eaux-
Bonnes, une grande quantité de crachats muqueux,
jaunâtres, qu'il excrétait avec la plus grande facilité. Les bruits du cœur étaient normaux, ainsi que
le volume de cet organe ; le pouls était petit, fili-
forme et battait quatre-vingt fois par minute.

La percussion fournissait un son mat au niveau de
la clavicule droite, dans les régions sus et sous-cla-
viculaires, ainsi que dans les fosses sus et sous-épineuses du même côté. L'auscultation démontrait dans
le même lieu l'existence d'un râle muqueux à grosses bulles mêlé de râle sous-crépitant. La peau était
sèche, rugueuse, atrophiée ; le malade avait de la
peine à se tenir debout sur ses jambes, les genoux
étaient fortement endoloris. L'émaciation était extrême ; la sensibilité nerveuse exaltée à un haut
degré se traduisait parfois par des mouvements con-
vulsifs, souvent par de la céphalalgie, des pleurs
spontanés, etc.

Les voies digestives étaient en mauvais état, l'appétit peu prononcé. Il y avait des renvois après les
repas, la digestion intestinale se compliquait de coliques et de pneumatose Le ventre devenait tendu et
ballonné, la constipation était habituelle, la maigreur
extrême. Tel était l'état du malade le 15 juillet 1845,
lors de son arrivée aux Eaux-Bonnes.

Je commençai par lui faire prendre un bain tiède
dans le but de nettoyer la peau et de calmer le sys-

tème nerveux. En même temps, pour exciter le tégument extérieur, je fis pratiquer des frictions avec un
liniment ammoniacal camphré. (Je suis depuis longtemps convaincu de la nécessité d'agir sur la peau,
et de stimuler ses fonctions dans le traitement des
maladies catarrhales des bronches; je crois surtout
qu'il convient d'user de ce moyen pendant l'administration des Eaux-Bonnes.) Le malade prit en outre
un quart de verre d'Eaux-Bonnes le matin et autant
le soir.

Le 20 juillet (5me jour), je portai la dose de l'eau
sulfureuse à un verre par jour. Aucun changement
appréciable ne s'était manifesté dans l'état du malade (café de glands doux après les repas).

Le 25 juillet (10me jour du traitement), j'ordonnai
au malade de boire un verre et demie d'eau dans les
vingt-quatre heures. Les frictions ammoniacales cam-
phrées furent suspendues, parce que l'odeur du camphre augmentait sensiblement la céphalalgie qui
tourmentait habituellement le malade. Je substituai
à ce liniment l'eau froide dans laquelle on avait fait
dissoudre de l'hydrochlorate de soude (60 grammes
pour 1,000 grammes d'eau); je prescrivis l'infusion
de gentiane et de quinquina aux repas, (4 grammes
de gentiane et de quinquina pour 1,000 grammes
d'eau bouillante).

Le 3 août (18me jour), les forces étaient sensiblement accrues, la toux était moins fréquente, l'ex-

pectoration moins abondante , l'appétit meilleur. La peau était souple et onctueuse , là céphalalgie continuait toujours à tourmenter la malade, le pouls donnait 70 pulsations par minute.

Le 12 août (27me jour) , j'explorai attentivement la poitrine ; la matité relative était encore marquée dans les régions sus et sous-claviculaire droites , ainsi qu'au niveau de la clavicule ; la sonorité était exactement la même dans les fosses sus et sous-épineuse des deux côtés de la poitrine ; la respiration était plus sèche, plus rude à droite que dans le côté opposé ; elle avait quelque chose de soufflant et même de sibilant, surtout pendant l'inspiration ; l'expiration , considérée dans ses rapports avec l'inspiration , avait partout trop d'intensité et d'étendue.

Il existait encore quelques traces de râle sous-crépitant dans la partie supérieure du poumon droit ; il n'y avait ni râles humides , ni craquements secs ou humides dans aucun point du thorax.

L'expectoration était presque supprimée, les forces avaient encore pris un accroissement nouveau. Je prescrivis des frictions avec le mélange suivant : Teinture de quinquina 120 grammes, teinture thébaïque 15 grammes, et je fis prendre au malade trois verres d'eau par jour. Le 18 août (33me jour), l'amélioration s'était prononcée d'une manière évidente ; les douleurs qui avaient leur siège dans les articulations fémoro-tibiales avaient à peu près disparu, l'expectoration était presque nulle, le malade ne rendait plus que deux ou trois crachats jaunâtres le matin, et les plus légers efforts de toux suffisaient pour leur élimination. Je prescrivis une pilule de Morton de 15 centigrammes matin et soir. Le 24 août (39me jour), les choses étaient à peu près dans le même état. Je portai la quantité d'eau à boire dans les vingt-quatre heures à quatre verres. Depuis ce jour, jusqu'au départ du malade, la dose d'eau sulfureuse ne fut pas augmentée

Le 31 août (46me jour), la peau était onctueuse, colorée, souple, l'embonpoint s'était progressivement accru. La céphalalgie conservait la même fréquence qu'au début du traitement, mais elle était beaucoup moins intense, les douleurs et la faiblesse des membres inférieurs avaient à peu près disparu. Il y avait encore de la matité relative dans les régions sus et sous-claviculaire droites, ainsi qu'au niveau de la clavicule du même côté ; il n'existait plus aucun râle bulleux ; partout, des deux côtés, le bruit respiratoire était sec et rude, soufflant; l'expiration était trop intense et trop prolongée par rapport à l'inspiration. Ces caractères anormaux de la respiration étaient surtout saillants au niveau de la moitié supérieure du poumon droit

Le malade quitta les Eaux-Bonnes le 2 septembre. Bien que l'auscultation nous ait laissé des doutes sur l'intégrité du parenchyme pulmonaire, surtout au niveau de la partie supérieure du poumon droit, il

ne faut pas perdre de vue qu'à son arrivée aux
eaux, le malade était dans un état de maigreur
extrême, qu'il pouvait à peine se soutenir sur ses
jambes, qu'il était en proie à des accidents con-
vulsifs, qu'il ressentait des douleurs vives dans les
articulations fémoro-tibiales, que la toux était fréquente, l'expectoration considérable, les crachats
puriformes, sinon purulents, etc. Si on rapproche
cette situation de celle où se trouvait M R.... à son
départ des Eaux-Bonnes, on sera forcé de convenir
que le résultat obtenu ne laisse pas que d'être très-
remarquable.

DEUXIÈME OBSERVATION.

Pneumonie chronique.

L'observation suivante prouve jusqu'à quel point
on peut compter sur les Eaux-Bonnes considérées en
tant que moyen résolutif, dans les cas les plus graves
de pneumonie chronique.

M. S... est âgé de 54 ans; sa constitution est ori-
ginellement forte; sa poitrine est large, l'obésité est
prononcée. Depuis vingt ans il souffre d'un catarrhe
chronique qui de temps en temps passe à l'état d'a-
cuité. Au commencement du mois de mai 1846, ce
malade fut atteint d'une pneumonie qui envahit
les deux tiers inférieurs du poumon droit. L'emploi
des émissions sanguines répétées, des vésicatoires et

plus tard des cautères appliqués en regard du point affecté, ne purent triompher de cette maladie, et les Eaux-Bonnes prises à la source furent jugées nécessaires.

A son arrivée, le 11 août 1846, il présentait l'état suivant : face très-pâle, ayant la teinte jaune-paille, tissus mous, flasques, relachés ; peau exsangue, aride, rugueuse La faiblesse et la lassitude étaient telles, que le malade pouvait à peine faire quelques pas sans se reposer. Pour aller de l'extrémité du village à l'éta' lissement thermal, il était obligé de s'arrêter deux ou trois fois. La respiration était naturelle dansle- deux tiers supérieurs du poumon gauche; dans le tiers inférieur de cet organe, il existait un râle crépitant à bulles assez rares, mais volumineuses et humides.

A droite et dans la moitié inférieure du poumon, le bruit respiratoire était faible, profond, obscur. Dans les grandes inspirations, l'expansion vésiculaire était perçue partout, mais obscure et bronchique. Au niveau des fosses sus et sous-épineuses, et de la dépression sus-claviculaire, on constatait l'existence de bulles assez nombreuses de râle sous-crépitant. Au-dessous de la clavicule du même côté, la respiration était fortement exagérée. La toux était fréquente et l'expectoration copieuse. Celle-ci se composait de crachats muqueux, déchiquetés, frangés à leurs bords, opaques, d'un blanc sale tirant sur le gris ; ils nageaient dans une grande quantité de mucus filant et limpide ; l'haleine était fétide, ainsi que les matières expectorées. ⚹

Le pouls donnait 80 pulsations par minute ; il était régulier mais petit, faible et dépressible ; les bruits du cœur n'avaient rien d'anormal.

Les voies digestives, le système nerveux, l'appareil génito-urinaire, n'offraient rien qui méritât d'être signalé ; toutefois je dois faire observer que l'appétit s'était maintenu et qu'il y avait de la tendance à la diarrhée.

Le premier jour (11 août), le malade prit un demi-verre d'eau de Bonnes le matin et autant le soir. Le 13 août je portai la dose à deux verres. Le 21 août le malade ne prenait encore que deux verres d'eau sulfureuse dans les 24 heures. Déjà il s'était développé un peu d'ardeur et de chatouillement à la górge et au niveau du larynx Cette irritation locale (symptôme hydro-sulfureux) portait le malade à tousser fréquemment. La toux était surtout devenue très-forte du huitième au dixième jour du traitement. Le malade expectorait beaucoup de mucus filant. Dès ce moment, les crachats déchiquetés, jaunâtres, diminuèrent sensiblement. Il y avait un peu de chaleur et d'aridité à la peau ; les nuits étaient agitées ; l'appétit était très vif, et il existait un peu de dévoiement.

Le 31 août (21ᵐᵉ jour de l'usage des eaux), la toux avait diminué d'une manière sensible, notam-

ment depuis cinq jours. Elle ne se produisait plus
par quintes, le malade passait la nuit sans tousser,
sans s'éveiller, et l'expectoration avait diminué de
plus des trois quarts. La fétidité des crachats et de
l'haleine n'existait plus. Dès le 16me jour du traitement, le malade buvait deux verres et demi d'eau
sulfureuse dans les vingt-quatre heures. Le 21me jour,
je portai la dose à trois verres par jour. L'appétit
était très prononcé, le dévoiement avait disparu; les
déjections alvines étaient moulées et avaient lieu tous
les jours Je joignis à l'usage des Eaux-Bonnes, l'infusion de quinquina pour boisson aux repas, l'usage
du café de glands doux, et les frictions sur le tronc
et sur les membres avec le baume de Fioraventi.
On comprend, sans que j'ai besoin de l'expliquer,
quelle était l'indication que je me proposais de remplir par cette médication tonique et stimulante.

Le 5 septembre (26me jour de l'usage des eaux),
le malade était dans l'état suivant : les forces avaient
décuplé pour le moins; il pouvait faire de longues
promenades même dans les pentes raides de la montagne, l'appétit était énergique; mais alors, comme
pendant toute la durée du traitement, le malade ne
s'y abandonnait pas sans réserve. La lassitude des
membres, si prononcée à l'arrivée du malade aux
Eaux-Bonnes, était complètement dissipée; il existait plutôt de la constipation que du dévoiement;
la peau était moins rude, moins sèche, moins flas-
que, plus onctueuse. Depuis deux jours, l'expecto-

ration était presque nulle ; encore le malade préten-
dait-il que la moitié des crachats éliminés provenait
de l'arrière-gorge. La toux existait à peine, et le plus
léger effort suffisait pour expulser les rares crachats
qui se trouvaient dans les bronches.

L'auscultation et la percussion donnaient les résultats suivants : à gauche , sonorité et respiration
nórmales dans toute l'étendue du poumon ; à droite,
respiration faible au niveau de la moitié inférieure
du thorax, mais perceptible dans les moyennes inspirations. Le bruit respiratoire, quoique affaibli ,
était moëlleux et pur dans la région sus-indiquée.
Le râle sous-crépitant de la moitié supérieure de ce
poumon avait complètement disparu. Il y avait de la
matité à droite dans toute l'étendue du thorax , mais
surtout à partir de la hauteur de l'angle inférieur de
l'omoplate. Cette matité était plus sensible dans la
région latérale et dans le creux axillaire; mais
elle était bien moindre qu'à l'arrivée du malade.
Autant qu'il est possible d'apprécier les différences de
son perçues par l'oreille , il me paraissait qu'elle
avait diminué d'un tiers. J'ordonnai au malade de
boire quatre verres d'eau dans les vingt-quatre heures, et de continuer la médication tonique que j'a-
vais ajoutée déjà à l'usage des eaux. Ce mode de
traitement fut encore mis en pratique jusqu'au 15
septembre , époque à laquelle M. S. quitta les Eaux-
Bonnes dans l'état le plus satisfaisant, pour rentrer
dans sa famille.

TROISIÈME OBSERVATION.

Tubercules ; pleuro-pneumonie , suivie d'un épan-
chement considérable dans la cavité droite du
thorax.

Madame Car ... , âgée de trente-huit ans , était
issue de parents sains ; mais pendant longtemps elle
avait été soumise à l'action de causes débilitantes qui
avaient amené une détérioration assez prononcée de
la constitution. Mariée à dix-huit ans, elle avait eu
six enfants qu'elle avait tenté d'allaiter ; elle avait en
outre éprouvé successivement plusieurs maladies ,
dans le traitement desquelles on avait abusé des
émissions sanguines. Lors de sa dernière couche qui
remonte à neuf ans, les voies gastriques s'affectèrent,
l'appétit devint à peu-près nul, des douleurs qui depuis ont acquis une violence extrême se manifestè-
rent dans la région de l'estomac ; elles étaient exaspérées par l'ingestion des aliments , par les progrès
de la chymification et par les pressions exercées sur
la région épigastrique. Bientôt aux souffrances de
l'estomac se joignirent des douleurs qui se firent sentir entre les deux épaules et dans les deux régions
scapulaires

Toutefois, le mal paraissait toujours à peu près
concentré dans l'estomac, et la poitrine pouvait être
considérée comme n'éprouvant que des souffrances
sympathiques Pendant ce temps , le reste du tube

digestif n'était pas malade , les intestins n'étaient nullement douloureux : il existait simplement une constipation habituelle.

Cet état se maintint pendant plusieurs années avec des alternatives de rémission et d'aggravation des accidents. Toutefois, depuis trois ans , non seulement les douleurs intra-scapulaires étaient devenues atroces, mais encore elles n'étaient plus bornées à leur siége primitif; elles avaient envahi successivement les bras, les avant-bras et la paume des mains. Malgré l'état de souffrance de la malade , comme il n'existait ni toux, ni dyspnée, ni aucun autre signe saillant de maladie de poitrine, on redoutait peu une maladie sérieuse des organes contenus dans cette cavité.

Les choses étaient dans cet état , lorsque le 16 mai 1845 la malade fut atteinte d'une pleuro-pneumonie , dans laquelle les accidents pleurétiques dominèrent d'une manière évidente. La douleur de côté affecta une violence extrême, et l'expectoration fut peu copieuse à toutes les périodes de la maladie. Les saignées générales, les sangsues appliquées *loco dolenti* , plus tard l'application de grands vésicatoires volants , l'usage du nitre et de la digitale, ne purent amener la résorption d'un épanchement considérable, qui avait son siége dans la cavité pleurale du côté droit.

Le 26 juillet, je vis la malade pour la première fois. Son amaigrissement était considérable, la dé-

bilité musculaire était grande, à peine pouvait-elle
marcher. La dyspnée qui la tourmentait était accompagnée d'une toux quinteuse, à la suite de laquelle elle rendait des crachats jaunâtres et comme
purulents, mais qui ne me paraissaient pas contenir
de la matière tuberculeuse La peau était sèche et
rugueuse; le pouls petit, vite et sans résistance,
donnait quatre-vingt-quinze à cent pulsations par minute. Il existait une petite fièvre continue, compliquée d'exacerbations qui avaient lieu dans l'après-
midi, et qui étaient plus fortes de deux jours l'un.
Chaque matin, la malade mouillait une chemise, les
douleurs gastriques persistaient, mais il n'y avait pas
de diarrhée. La respiration était nulle latéralement et
en arrière dans toute la hauteur de la poitrine; du
côté droit, en avant et en haut du même côté, on
entendait un bruit respiratoire bronchique, sec et
rude. Partout dans les régions que je viens de nommer la matité était absolue. La capacité du côté malade, ayant été mesurée au moyen d'un fil qui passait
au-dessous du mamelon, présentait une ampliation
de 3 centimètres. Il n'existait pas d'égophonie à
cause de la trop grande quantité de liquide épanché.

Au début du traitement, je ne fis prendre chaque
jour qu'un demi-verre d'eau coupée avec du lait
d'ânesse. Dès le lendemain, néanmoins, l'expectoration devint plus abondante et plus facile; la toux
augmenta de fréquence et d'intensité. Pendant sept
jours, je n'augmentai pas la quantité d'eau, parce

que je trouvais que la stimulation minérale était suffisamment énergique. Durant cette période de temps, l'effet des eaux se soutint, l'expectoration était surtout très-copieuse ; la malade salissait deux serviettes dans les vingt-quatre heures, par suite de l'augmentation des crachats, dont la couleur était d'un jaune plus foncé, et dont la purulence était plus marquée. Le huitième jour du traitement, je portai à un verre la quantité d'eau de Bonnes que la malade devait prendre dans la journée ; cette eau était toujours coupée avec du lait d'ânesse. Bientôt les symptômes suscités par le médicament devinrent plus marqués ; la malade salissait tous les jours plusieurs mouchoirs, en outre des deux serviettes dont j'ai parlé, tant l'expectoration était devenue abondante. Le douzième jour, époque voisine de la période menstruelle, la malade éprouva une sensation de plénitude dans la poitrine, un endolorissement interne. La toux et l'expectoration avaient encore augmenté d'intensité ; mais je fus rassuré, lorsque la malade m'affirma que des symptômes analogues se manifestaient chaque mois à la même époque. Le seizième jour du traitement, l'expectoration, quoique toujours abondante, avait changé d'aspect ; elle était devenue muqueuse, filante, quoique parfois encore parsemée de taches jaunâtres. J'élevai la dose d'eau minérale à un verre et demi.

Le vingt-deuxième jour, j'explorai pour la première fois la poitrine, depuis le commencement de l'usage des eaux, et il me fut permis de constater que l'épanchement qui existait dans la cavité pleurale du côté droit, avait été résorbé. En arrière, au niveau des fosses sus et sous-épineuses, et jusqu'au dessous de l'angle inférieur de l'omoplate, la respiration était bronchique et mêlée de craquements secs. Dans le reste du poumon, de ce côté, le bruit respiratoire était faible et profond ; il existait à peine de la broncophonie en haut et en arrière. La mensuration prouva qu'une réduction de 2 centimètres s'était déjà opérée dans le volume du côté droit de la poitrine. La dyspnée était presque nulle en comparaison de l'intensité qu'elle affectait au début du traitement ; le pouls ne donnait plus que 80 à 84 pulsations par minute ; l'appétit s'était réveillé, et les douleurs gastriques étaient loin d'être aussi considérables qu'à l'arrivée de la malade aux Eaux-Bonnes. Les eaux furent encore continuées pendant douze jours ; mais l'amélioration des symptômes locaux et généraux ne fit guère de nouveaux progrès. La malade quitta les Eaux-Bonnes le 24 août, après trente-quatre jours de traitement.

Bien qu'il existât dans le cas que je viens de relater des altérations qui ne permettaient guère d'obtenir une guérison complète, la résorption si prompte de l'épanchement pleural ne m'en paraît pas moins un résultat thérapeutique d'autant plus extraordinaire, qu'il existait sans aucun doute des tubercules pulmonaires qui, probablement, n'avaient pas été étrangers au développement de la pleuro-pneumonie. La résorption d'épanchements pleurétiques considérables, à la suite d'une expectoration abondante spontanée ou provoquée, ne sont pas excessivement rares. M. Andral en a rapporté un exemple des plus curieux dans sa *Clinique Médicale*. Une circonstance qu'il ne faut pas négliger de remarquer, c'est la petite quantité d'eau sulfureuse qui a été administrée pour obtenir le résultat que j'ambitionnais, et la promptitude avec laquelle le médicament a agi ; car il est de toute évidence que, *dès le second jour, l'action médicamenteuse s'était déjà manifestée.*

QUATRIÈME OBSERVATION.

Tubercules au premier degré.

M. Mar.. est âgé de quarante-quatre ans ; son père, sa mère et trois frères qui existent encore, sont exempts de maladies chroniques des organes respiratoires. Il n'a jamais existé chez lui ni éruptions cutanées, ni rhumatismes, ni hémorroïdes, ni sueurs partielles, etc. La seule circonstance qui a pu préparer la maladie pulmonaire dont le malade est atteint, consiste dans un exercice immodéré de la voix et de la parole. La maladie qui a débuté, il y a un an, n'offrit jamais un haut degré d'acuité. Elle se manifesta dès le principe par la toux, une expectoration muqueuse peu abondante, et des douleurs qui

correspondaient seulement aux inspirations forcées.
Ces douleurs avaient leur siége au niveau de la partie moyenne et antérieure du côté gauche du thorax.
Depuis l'invasion de la maladie, il existait en outre,
au niveau du cou-de-pied droit, un engorgement
qui simulait la goutte chronique.

Lorsque le malade arriva aux Eaux-Bonnes, sa
voix était faible et voilée ; l'arrière-gorge était mé-
diocrement rouge ; il n'accusait aucune douleur dans
le larynx. Cependant la pression exercée sur cet
organe et sur le trajet de la trachée-artère réveillait
promptement la toux. Celle-ci était fréquente ; la
dyspnée était intense ; l'expectoration, composée de
mucus jaunâtre, était peu abondante ; l'amaigrissement était parvenu à un haut degré ; la peau, de
couleur jaune-paille, était sèche, mince et terreuse ;
les gencives avaient abandonné les dents qui se trouvaient déchaussées.

L'examen physique de la poitrine donnait les résultats suivants : la sonorité était égale des deux
côtés, excepté au niveau des fosses sus et sous-épineuse gauches où il existait une matité relative
très évidente. Partout, la respiration se montrait
sèche, rude, difficile ; partout encore l'expiration
était supérieure à l'inspiration, soit pour la durée,
soit pour l'intensité ; le rapport de l'inspiration à
l'expiration (force et étendue) était comme 6 : 12.
Au niveau de l'omoplate gauche, le bruit respiratoire était évidemment plus obscur que partout ail-

leurs ; il existait dans ce point des craquements
nombreux qui, quoique ne présentant pas encore
des caractères marqués d'humidité, correspondaient
néanmoins d'une manière à peu près égale à l'inspiration et à l'expiration. A droite, dans la même
région, des craquements se montraient aussi, mais
beaucoup plus rares qu'à gauche. La voix retentis-
sait fortement dans toute l'étendue de la poitrine,
mais d'une manière plus marquée au niveau des
fosses sus et sous-épineuse gauches qu'au niveau
des mêmes régions du côté opposé. Les bruits du
cœur étaient un peu sourds, mais distincts ; l'impulsion de cet organe était normale : le pouls donnait
80 pulsations par minute, l'artère assez ample,
mais molle, n'offrait pas de résistance Le malade
était en proie à une si grande faiblesse qu'il pouvait
à peine faire de très courtes promenades et se rendre à l'établissement pour y prendre les Eaux.

Le premier jour, il but un verre d'eau ; le lendemain, il en prit un verre et demi ; le surlendemain
et les jours suivants, il porta la dose à trois verres.
Six jours après le début du traitement ; la voix
était moins rauque, la douleur latérale du thorax
était moins considérable, l'état général était déjà
amélioré. Le malade faisait de petites courses qu'il
n'aurait pu faire à son arrivée ; la coloration de la
face était meilleure. Aucun symptôme imputable à
l'action de l'eau minérale, comme ardeur à la gorge,
expectoration plus abondante, toux plus fréquente,

ne s'était manifesté. Les fonctions digestives n'avaient éprouvé aucune modification saillante. Le douzième jour, le malade était arrivé à prendre cinq verres d'eau dans les vingt-quatre heures. Il ressentait, pendant les efforts de la toux, une douleur post-sternale qu'il disait être semblable à celle qu'il avait éprouvée dans le même point, dès le début de sa maladie. Il trouvait que sa respiration était plus facile. Cependant les forces ne revenaient que lentement, bien que les digestions fussent régulières et l'appétit énergique. Le sommeil était bon, le pouls donnait 75 pulsations par minute. Le treizième, le quatorzième et le quinzième jour, il survint des évacuations alvines, liquides, accompagnées de coliques ; les douleurs correspondantes à l'inspiration, quoique amoindries, persistaient encore ; j'appliquai un large cautère en regard du point douloureux.

Le dix-huitième jour, comparant l'état présent du malade à l'état dans lequel il se trouvait à son arrivée aux eaux, je constatai que la toux, la dyspnée et la douleur thoracique avaient perdu au moins la moitié de leur intensité. Le dix-neuvième jour, le malade porta la dose d'eau sulfureuse à six verres. Le lendemain, il passa une nuit très agitée, le pouls était fréquent, ample, mais peu résistant. Cette excitation modérée se dissipa bientôt, sans qu'il eût été nécessaire de diminuer la quantité d'eau que le malade était graduellement arrivé à prendre. Il ne

dépassa jamais cette dernière dose qu'il continua encore pendant quatorze jours. Pendant cette dernière période de temps , la situation s'améliora encore ; la toux et l'expectoration disparurent complètement ; l'appétit était très énergique, les digestions
s'effectuaient avec la plus grande régularité. Aussi ,
l'embonpoint et les forces s'étaient considérablement
accrus ; le malade faisait d'assez longües courses à
cheval dans la montagne.

Avant son départ , l'exploration de la poitrine me
fournit les résultats suivants : le retentissement de
la voix était le même qu'au début du traitement ;
partout, des deux côtés de la poitrine, l'expiration
était plus longue et au moins aussi intense que l'inspiration. Néanmoins , ce temps de la respiration
avait perdu de sa rudesse, de sa force et de sa durée ;
l'inspiration présentait aussi un degré de rudesse
moindre. En somme, le caractère rude, sec et soufflant du bruit respiratoire persistait encore. La poitrine explorée spécialement à gauche, au niveau
de l'omoplate, donnait une respiration obscure , sèche , difficile ; l'inspiration (intensité et durée) était
égale à l'expiration. Il existait dans le même point
beaucoup de craquements secs

Il est évident, d'après ces résultats de l'ausculta-
tation , qu'il y avait dans les poumons de ce malade
des productions anormales. Néanmoins , ses forces
et son embonpoint se sont rétablis, les accidents pectoraux se sont dissipés. Je n'ai pas perdu ce malade

de vue ; il a repris depuis deux ans ses travaux habituels qui exigent un exercice fréquent et assez prolongé de la parole ; son embonpoint et ses forces se sont maintenus ; aucun accident thoracique ne s'est manifesté. La lésion organique est jusqu'à ce moment immobilisée et compatible avec tous les attributs apparents de la santé. Un large cautère a été ouvert à la partie interne et supérieure de la jambe droite, parce que, ainsi que nous l'avons dit dès le début, un engorgement qui simulait la goutte s'était manifesté au niveau de l'articulation tibio-tarsienne de ce membre. Je suis convaincu, qu'ici comme dans beaucoup d'autres cas analogues, que j'ai depuis plusieurs années sous les yeux, des soins hygiéniques bien entendus, et un traitement curatif énergique, dirigé contre les moindres accidents qui tendraient à se développer, sont susceptibles de tenir le mal en échec pendant une période de temps indéfinie.

Avant de clore cet opuscule, je ne puis résister au désir de citer quelques courtes observations empruntées à Antoine Bordeu, qui avait si longtemps étudié les effets curatifs des Eaux-Bonnes. Quoique ces observations soient incomplètes et manquent de cette rigueur de diagnostic qu'il eût été possible de leur donner aujourd'hui, je les choisis parmi plusieurs autres du même auteur, parce qu'elles prouvent jusqu'à quel degré peut s'élever la vertu curative des Eaux-Bonnes dans des cas considérés comme excessivement graves ou comme désespérés.

1re *observation*. — Un jeune homme âgé de dix-neuf à vingt ans , fils d'un père qui était mort pulmonique , eut une toux vive et sèche, qui fut suivie d'un crachement de sang auquel succéda le crachement de pus ; la fièvre était continue et redoublait irrégulièrement avec des frissons , des douleurs vagues à la poitrine et beaucoup de difficultés de respirer. Les sueurs nocturnes épuisaient les forces. Le malade prit le lait qui parut diminuer la toux , mais qui donna le cours de ventre, des frissons plus sensibles et des crachements de pus plus abondant et plus fétide. Enfin, des enflures parurent. Les pieds, les jambes, les cuisses et le ventre étaient totalement bouffis ; les mains et la face l'étaient de même. Les urines coulaient avec peine et posaient des matières comme purulentes , ce qu'elles faisaient avant même le crachement de sang. Les cheveux étaient tombés, on n'attendaient que la mort. Le malade fut porté aux Eaux-Bonnes , et y ayant bu *pendant trois semaines*, il se retira à pied, frais, dispos, ayant assez d'embonpoint ; il a vécu et vit encore , très vigoureux , quoiqu'il ait craché le sang quelquefois.

2e *observation*. — Un sujet d'un tempérament sec , après avoir craché le sang , vint à cracher le pus , qui était plus ou moins épais , jaune et puant. La fièvre et les sueurs nocturnes affaiblissaient extrèmement le malade qui était aussi sujet à des dérangements dans le cours des urines ; il passait pour pulmonique décidé. Il prit nos eaux qui le firent d'abord cracher copieusement, qui remirent la digestion et de suite les forces. Le crachement depuis cessa, la respiration devint plus libre. Le malade a longtemps vécu sans aucune incommodité, et il est mort d'une maladie qui ne porta pas même à la poitrine.

3ᵉ *observation.* — Un sujet, âgé d'environ trente ans, eut au commencement de l'hiver une toux violente avec crachement de sang. Il passa l'hiver avec les mêmes accidents qui ne lui laissaient que de légers intervalles et que la fièvre lente accompagna bientôt. Il tomba enfin dans un marasme parfait. On lui conseilla nos eaux au printemps; ses parents le firent transporter à la source, persuadés qu'il y mourrait, de manière qu'on chargea les personnes qui l'accompagnaient des linges nécessaires pour l'enterrement. Le malade arriva enfin presque aux abois; il avait surtout perdu totalement l'appétit que les eaux rétablirent en peu de temps, et qu'elles rendirent même étonnant. La convalescence succéda bientôt au rétablissement des digestions. La respiration devint aisée, le crachement de sang s'arrêta, et le malade revint la saison suivante chercher un embonpoint qu'il conserve encore.

Ces observations de Bordeu n'ont pas besoin de commentaires. Bien qu'on ne puisse pas prouver que les malades qui en sont l'objet fussent affectés de tubercules suppurés, les accidents locaux et généraux

étaient cependant si graves , la maladie paraissait devoir se terminer si promptement et si sûrement d'une
manière funeste , que l'action curative des Eaux-
Bonnes ne saurait être mise en doute ; et qu'en présence de pareils faits , il devient impossible de nier la
puissance quelquefois incalculable de ce précieux
médicament.

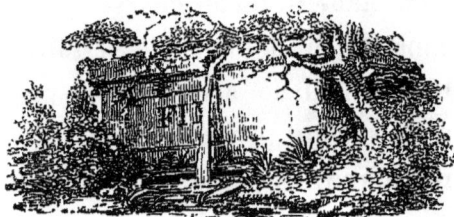

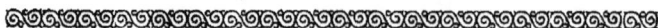

TABLE DES MATIÈRES.

❦

OBSERVATIONS.

ERRATUM.

Page 49, ligne 16e; *au lieu de* : modifications extérieures, *lisez* :
modificateurs extérieurs.

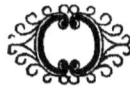

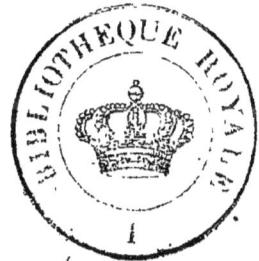

www.ingramcontent.com/pod-product-compliance
Lightning Source LLC
Chambersburg PA
CBHW070523200326
41519CB00013B/2908